W0258702

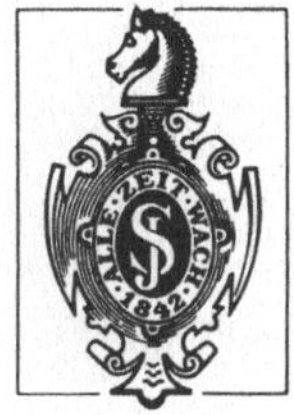

P. M. Schlag K. Winkler (Hrsg.)

Weichteilsarkome

Diagnostik und aktuelle Therapiestrategien

Mit 28 Abbildungen und 36 Tabellen

Springer-Verlag
Berlin Heidelberg New York
London Paris Tokyo
Hong Kong Barcelona
Budapest

Prof. Dr. med. Peter M. Schlag
Direktor der Abteilung für Chirurgie
der Robert-Rössle-Klinik für Onkologie
des Universitätsklinikums Rudolf Virchow
Robert-Rössle-Straße 10, O-1115 Berlin-Buch

Prof. Dr. med. Kurt Winkler
Direktor der Abteilung Hämatologie/Onkologie
der Universitäts-Kinderklinik
Martinistraße 52, W-2000 Hamburg 20

ISBN-13:978-3-540-55846-0

Die Deutsche Bibliothek – Einheitsaufnahme
Weichteilsarkome: Diagnostik und aktuelle Therapiestrategien;
mit 36 Tabellen / P. M. Schlag, K. Winkler (Hrsg.). –
Berlin; Heidelberg; New York; London; Paris; Tokyo; Hong Kong;
Barcelona; Budapest: Springer, 1992
ISBN-13:978-3-540-55846-0   e-ISBN-13:978-3-642-77738-7
DOI: 10.1007/978-3-642-77738-7

NE: Schlag, Peter M. [Hrsg.]

Dieses Werk ist urheberrechtlich geschützt. Die dadurch begründeten Rechte, insbesondere die der Übersetzung, des Nachdrucks, des Vortrags, der Entnahme von Abbildungen und Tabellen, der Funksendung, der Mikroverfilmung oder der Vervielfältigung
auf anderen Wegen und der Speicherung in Datenverarbeitungsanlagen, bleiben, auch
bei nur auszugsweiser Verwertung, vorbehalten. Eine Vervielfältigung dieses Werkes
oder von Teilen dieses Werkes ist auch im Einzelfall nur in den Grenzen der gesetzli-
chen Bestimmungen des Urheberrechtsgesetzes der Bundesrepublik Deutschland vom
9. September 1965 in der jeweils geltenden Fassung zulässig. Sie ist grundsätzlich vergü-
tungspflichtig. Zuwiderhandlungen unterliegen den Strafbestimmungen des Urheberrechtsgesetzes.

© Springer-Verlag Berlin Heidelberg 1992

Die Wiedergabe von Gebrauchsnamen, Handelsnamen, Warenbezeichnungen usw. in
diesem Werk berechtigt auch ohne besondere Kennzeichnung nicht zu der Annahme,
daß solche Namen im Sinne der Warenzeichen- und Markenschutz-Gesetzgebung als
frei zu betrachten wären und daher von jedermann benutzt werden dürfen.

Produkthaftung: Für Angaben über Dosierungsanweisungen und Applikationsformen
kann vom Verlag keine Gewähr übernommen werden. Derartige Angaben müssen vom
jeweiligen Anwender im Einzelfall anhand anderer Literaturstellen auf ihre Richtigkeit
überprüft werden.

27/3145-5 4 3 2 1 0 – Gedruckt auf säurefreiem Papier

Inhaltsverzeichnis

Weichteilsarkome –
Diagnose und Differentialdiagnose
mittels bildgebender Verfahren 1
W. Rödl und K. Hofmann-Preiß

Prinzipien des chirurgischen Vorgehens
bei Weichteilsarkomen 15
W. Mutschler

Standardisierung und Weiterentwicklung
pathologischer Diagnostik bei Weichteilsarkomen 32
D. Harms und D. Schmidt

Die Rolle der Strahlentherapie im interdisziplinären
Therapiekonzept der Weichteilsarkome
im Erwachsenenalter. 46
V. Budach und M. Stuschke

Die Bedeutung von Chirurgie und Radiotherapie
im Behandlungskonzept bei Weichteilsarkomen
im Kindes- und Jugendalter 72
D. Bürger, J. Treuner und M. Herbst

Rolle der Chemotherapie in der Behandlung
der Weichteilsarkome bei Kindern und Jugendlichen. . . 83
J. Treuner

Zytostatische Chemotherapie der Weichteilsarkome
im Erwachsenenalter – wann ist sie indiziert? 93
J. H. Hartlapp

Chirurgische Vorgehensweise beim rezidivierten
und metastasierten Weichteilsarkom 102
P. M. Schlag

Präoperative Chemotherapie in Kombination
mit regionaler Hyperthermie bei Hochrisiko-Patienten
mit Weichteil- und Chondrosarkomen 105
R. D. Issels, D. Bosse, S. Abdel-Rahmann, M. Starck,
M. Panzer, K.-W. Jauch, H. Stiegler, V. Nüßler, H. Berger,
H. Sauer, K. Peter und W. Wilmanns

Sachverzeichnis 127

Mitarbeiterverzeichnis

Abdel-Rahmann, S.
Medizinische Klinik III,
Klinikum Großhadern,
Marchioninistraße 15,
8000 München 70

Berger, H.
Radiologische Klinik
der Universität,
Marchioninistraße 15,
8000 München 70

Bosse, D.
Medizinische Klinik III,
Klinikum Großhadern,
Marchioninistraße 15,
8000 München 70

Budach, V.
Radiologisches Zentrum,
Universitätsklinikum Essen,
Hufelandstraße 55,
4300 Essen 1

Bürger, D.
Medizinische Hochschule
Abteilung Kinderchirurgie,
Postfach 61 01 80,
3000 Hannover 61

Harms, D.
Institut für Paidopathologie
Christian-Albrechts-Universität
Michaelisstraße 11,
2300 Kiel 1

Hartlapp, J. H.
Medizinische Klinik der
Rheinischen Friedrich-Wilhelms-
Universität, Sigmund-Freud-Str. 25,
5300 Bonn 1

Herbst, M.
Universitätsstrahlenklinik
Josef-Strauß-Allee
8400 Regensburg

Hofmann-Preiß, K.
Chirurgische Klinik der Universität
Krankenhausstraße 12,
8520 Erlangen

Issels, R. D.
Institut für klinische Hämatologie
(GSF) und OA,
Medizinische Klinik III,
Klinikum Großhadern,
Marchioninistraße 15,
8000 München 70

Jauch, K.-W.
Chirurgische Klinik
der Universität,
Klinikum Großhadern,
Marchioninistraße 15,
8000 München 70

Mutschler, W.
Direktor der Abteilung für
Unfallchirurgie der Chirurgischen
Universitätsklinik,
6650 Homburg/Saar

Nüßler, V.
Medizinische Klinik III,
Klinikum Großhadern,
Marchioninistraße 15,
8000 München 70

Panzer, M.
Radiologische Klinik
der Universität,
Marchioninistraße 15,
8000 München 70

Peter, K.
Klinik für Anästhesiologie
der Universität,
Marchioninistraße 15,
8000 München 70

Rödl, W.
Röntgenabteilung der Medizinischen Kliniken der Universität,
Krankenhausstraße 12,
8520 Erlangen

Sauer, H.
Medizinische Klinik III,
Klinikum Großhadern,
Marchioninistraße 15,
8000 München 70

Schlag, P. M.
Universitätsklinikum
Rudolf Virchow,
Robert-Rössle-Klinik
O-1115 Berlin-Buch

Schmidt, D.
Institut für Paidopathologie,
Christian-Albrechts-Universität,
Michaelisstraße 11,
2300 Kiel 1

Starck, M.
Radiologische Klinik
der Universität,
Marchioninistraße 15,
8000 München 70

Stiegler, H.
Chirurgische Klinik
der Universität,
Marchioninistraße 15,
8000 München 70

Stuschke, M.
Radiologisches Zentrum,
Universitätsklinikum,
Hufelandstraße 55,
4300 Essen 1

Treuner, J.
Olga-Hospital,
Abteilung für Hämatologie
und Onkologie,
Bismarckstraße 8,
7000 Stuttgart

Wilmanns, W.
Medizinische Klinik III,
Klinikum Großhadern,
Marchioninistraße 15,
8000 München 70

Weichteilsarkome –
Diagnose und Differentialdiagnose
mittels bildgebender Verfahren

W. Rödl und K. Hofmann-Preiß

Definition

Wir verstehen unter Weichteilsarkomen maligne Neubildungen der verschiedensten Ursprungsgewebe [18] wie

- Tumoren des fibrösen Bindegewebes (malignes fibröses Histiozytom, Fibrosarkom, Desmoidtumor)
- Tumoren des tendosynovialen Gewebes (malignes Synovialom)
- Tumoren des Fettgewebes (Liposarkom)
- Tumoren des Muskelgewebes (Leiomyo-, Rhabdomyosarkom)
- Tumoren der Gefäße (Hämangioperizytom, Hämangiosarkom bzw. malignes Hämangioendotheliom, Lymphangiosarkom)
- Tumoren des peripheren Nervengewebes (malignes Schwannom)
- extraskelettale Knochentumoren (osteognes Sarkom, Chondrosarkom, Ewing-Sarkom) sowie
- nicht klassifizierbare Weichteiltumoren (alveoläres Weichteilsarkom, malignes Mesenchymom, Plasmozytom, strahleninduziertes Sarkom).

Das biologische Verhalten der Weichteilsakrome ist völlig unterschiedlich.

Die Dignität ist bei einigen Tumoren nicht einmal für den Pathologen zweifelsfrei festzulegen, insofern, als histologisch gutartig erscheinende Tumoren klinisch alle Zeichen der Malignität aufweisen können.

Inzidenz

Während benigne Tumoren der Weichteile wie z. B. Lipome oder Fibrome sehr häufig auftreten, sind die malignen Weichteiltumoren nur mit 1 % an der Gesamtheit der bösartigen Geschwülste beteiligt [24].

Weltweit liegt die Inzidenz bei etwa 1–2 Erkrankungsfällen pro 100 000 Einwohner pro Jahr [46].

In der alten Bundesrepublik rechnete man mit etwa 1 400 Neuerkrankungen jährlich [16].

Im Erlanger klinischen Krebsregister [20] machen Weichteilsarkome unter 18 460 Patienten mit Malignomen nur 2,2 % aus, entsprechend 413 Patienten.

Topographische Einteilung

Nach der Definition der Weltgesundheitsorganisation [10, 11] werden die Weichteilsarkome nach ihrer Lokalisation eingeteilt in innere zentrale und äußere periphere Tumoren. Zu den zentralen Tumoren gehören u. a. die des Mediastinums, des Retroperitoneums, aber auch des Mesenteriums und der Orbita.

Die äußeren Tumoren gehen von den Weichteilen außerhalb des Knochengerüstes im Bereich von Kopf, Hals, äußerem Rumpf und Extremitäten aus.

Die Abgrenzung der zentralen von den peripheren Weichteilsarkomen ist therapeutisch sinnvoll und prognostisch relevant: die zentralen retroperitonealen und mediastinalen Tumoren werden meist später symptomatisch, somit erst in einem fortgeschrittenen Tumorstadium diagnostiziert. Da sie deshalb in einem hohen Prozentsatz Nachbarstrukturen, wie Gefäße und Nerven bereits infiltriert haben, können sie auch seltener mit ausreichendem Sicherheitsabstand entfernt werden. Allgemein gilt die Prognose als um so schlechter, je stammnaher die Lokalisation eines Weichteilsarkomes ist.

Im Erlanger Krankengut fand sich ein zeitlicher Wandel in der topographischen Verteilung der Weichteilsarkome [43]. Im Behandlungszeitraum von 1959 bis 1983 (254 Weichteilsarkome) machten die peripheren Tumoren 84 %, die zentralen 16 % aus; im Zeitraum von 1969 bis 1988 (413 Weichteilsarkome) die peripheren 64 %, die zentralen bereits 36 %.

Dieser anteilige Zuwachs der diagnostizierten und behandelten zentralen Tumoren geht offensichtlich auf den Einsatz der Schnittbildverfahren, insbesondere der Computertomographie zurück.

Indikationen zur radiologischen Untersuchung

Trotz, oder eben wegen ihrer geringen Inzidenz, stellen die Weichteilsarkome nicht nur ein therapeutisches, sondern auch ein diagnostisches Problem dar.

Die Fragen des behandelnden Arztes an den Radiologen beziehen sich

- auf die Abklärung der Tumorausdehnung und der Tumorinvasion, bzw. die Beziehung des Tumors zu vitalen Strukturen in der Nachbarschaft.
- auf die Feststellung einer Metastasierung
- auf die Dignitätszuordnung und die Artdiagnose, die schwierigste und nur in Einzelfällen zu beantwortende Frage.

Untersuchungsmethoden

Untersuchungsspektrum

Das Spektrum radiologischer Untersuchungsmethoden umfaßt

– konventionelle Röntgenaufnahmen
– Die modernen Schnittbildverfahren Ultraschall (US), Computertomographie (CT) und Magnetische Resonanztomographie (MRT),
– in Einzelfällen die Angiographie (A) und die Szintigraphie (SZ).

Tumorsitz und Methode

Zur Abklärung der *zentralen Tumoren* kommen zum Einsatz:

– Der Ultraschall oder/und die Computertomographie zur Analyse des Lokalbefundes, aber auch zur Abklärung von abdominellen oder/und intrathorakalen Fernmetastasen.
– Die Thoraxübersichtsaufnahme zur Feststellung von Fernmetastasen, aber auch von primären Thoraxwand- und Mediastinalprozessen.
– Die Szintigraphie zur Abklärung von Knochenmetastasen.
– Fakultativ die MRT zur Analyse des Lokalbefundes.

Bei den *peripheren Weichteilsakromen* werden eingesetzt:

– Konventionelle Übersichtsaufnahmen, besonders der Extremitäten
– Ultraschall, seltener CT des Lokalbefundes.
– Thorax-Übersichtsaufnahmen, Ultraschall und CT des Abdomens und des Thorax zur Feststellung von Fernmetastasen
– Die MRT des Lokalbefundes bei den Extremitätentumoren,
– Die Szintigraphie zur Abklärung von Knochenmetastasen,
– Die Angiographie fakultativ zur Abklärung der Gefäßversorgung von Extremitätentumoren.

Um den Einsatz bildgebender Verfahren nach dem genannten Stufenplan [21] zu belegen, will ich nun die einzelnen Methoden mit ihren Vor- und Nachteilen darlegen.

Einsatz der konventionellen Übersichtsaufnahmen

Methoden

Durchgeführt werden Übersichtsaufnahmen der Extremitäten in Knochen- und Weichteiltechnik.

Die *Xeroradiographie* ist für die Diagnostik von Weichteiltumoren zwar besser geeignet als das konventionelle Röntgenbild, da die Tumorgrenzen und die Muskelfascien durch den charakteristischen Kantenverstärkungseffekt deutlicher sichtbar werden. Dieser Vorteil ist aber im Vergleich zu US und CT nicht mehr bedeutsam [5]. Zum anderen ist die Methode nur noch in wenigen Instituten verfügbar.

Der Einsatz der *Mamographie-Technik* z. B. bei Extremitätentumoren ist ebenfalls auf Einzelfälle beschränkt.

Vorteile

Die konventionellen Übersichtsaufnahmen können überall leicht durchgeführt werden. Ihr wichtigster Beitrag ist die Abklärung einer *Knochenbeteiligung*. Das Rhabdomyosarkom und das maligne fibröse Histiozytom metastasieren relativ häufig in den Knochen [29].

Die Abgrenzung eines primären Weichteiltumors mit Knochenbeteiligung von einem in die Weichteile infiltrierenden Knochentumor ist bisweilen sehr schwierig. Der metastatische Knochenbefall darf auch nicht mit einer gutartigen kortikalen Hyperostose verwechselt werden, die als Reaktion auf einen benachbarten Weichteiltumor in seltenen Fällen beobachtet werden kann [34].

Verkalkungen der Weichteiltumoren sind mit den Nativaufnahmen gut faßbar. Ringförmige oder grobschollige Verkalkungen finden sich beim extraskelettalen Chondrosarkom, amorphe Kalkeinlagerungen beim extraskelettalen Osteosarkom [14], metaplastische Knochen- oder Knorpelbildungen beim malignen fibrösen Histiozytom [9], unspezifische Verkalkungen ebenfalls beim malignen fibrösen Histiozytom und beim Liposarkom (in jeweils 15 %) sowie beim synovialen Sarkom (in 30 %) [28].

Nachteile

Zu den Nachteilen der konventionellen Übersichtsaufnahmen zählt die Tatsache, daß auch in Weichteilstrahltechnik periphere Weichteiltumoren nur erkannt werden, wenn deutliche Dichteunterschiede zwischen dem Tumor und der Umgebung vorliegen (Liposarkom) oder wenn der Tumor schon Fettstreifen in der Nachbarschaft deformiert.

Mesenchymale Tumoren des Gastrointestinaltraktes, vor allem des Dünndarms werden konventionell durch die intraluminalen Kontrastverfahren entdeckt. Im Dünndarmbereich ist, neben der Angiographie, der Dünndarm-Doppelkontrast die Methode der Wahl, z. B. zur Aufdeckung von Leiomyosarkomen.

Wertung

Die Übersichtsaufnahmen sind bei Extremitätentumoren die Methode der ersten Wahl, da leicht verfügbar und von hohem Aussagewert (Knochenbeteiligung, Verkalkungen). Sie werden durch Sonographie, CT, MRT und ggf. die Angiographie ergänzt. Bei den zentralen Tumoren ist ihre Aussage begrenzt, sieht man vom Knochenbefall großer Weichteilprozesse ab. Maligne mesenchymale gastrointestinale Tumoren, z. B. Leiomyosarkome des Dünndarms, werden durch modifizierte intraluminale Kontrastmittelverfahren diagnostiziert.

Einsatz der Sonographie

Methode

Mit der Ultraschalldiagnostik werden Weichteiltumoren durch Unterschiede im Reflexverhalten oder durch den Nachweis markanter Grenzflächen bildlich dargestellt. In der Regel sind die peripheren Weichteiltumoren, mit Ausnahme der homogenen echoreichen Fettgeschwülste, echoärmer als die Muskulatur und das Bindegewebe der Umgebung.

Beim Einsatz von Schallköpfen mit hoher Frequenz (7,5 bis 10 MHz) ist eine Detailauflösung im Millimeterbereich möglich. Bei tieferliegenden Prozessen muß auf Schallköpfe mit niedrigerer Frequenz zurückgegriffen werden.

Vorteile

Die Sonographie ist eine weit verbreitete und universell anwendbare Methode, kostengünstig, nicht belastend und dadurch beliebig oft wiederholbar, was insbesondere bei engmaschigen Therapiekontrollen von Vorteil ist. Die Tumorausdehnung ist in mehreren Ebenen in einem Untersuchungsgang möglich. Die sonographische Tumorabgrenzung gegen die umgebende Muskulatur ist, auch bei fehlenden Fettgrenzen, der Computertomographie überlegen [5, 30, 37].

In Abhängigkeit von der Binnenstruktur des Prozesses können zystische von soliden oder komplexen Läsionen unterschieden werden.

Nachteile

Zu den gravierenden Nachteilen der Sonographie gehört die Tatsache, daß eine Skelettbeteiligung und periostale Reaktion nicht immer sicher nachweisbar ist [26, 36]. Auch das Gefäßnervenbündel ist nicht routinemäßig abgrenzbar, infolgedessen kann auch die Tumorbeziehung zu den Gefäßen sonographisch schwierig zu beurteilen sein. So wertvoll die Sonographie im Extremitätenbereich und bei schlanken Patienten ist, so unterschiedlich können sich die Untersuchungsbedingungen bei adipösen Patienten und bei abdomineller Luftüberlagerung gestalten. Die Dokumentation des sonographischen Befundes ist aufgrund lokaler Bedingungen nicht immer exakt in horizontaler und vertikaler Schnittführung möglich. Damit ist ein Vergleich mit computertomographischen und kernspintomographischen Bildern oft schwierig. Die Untersuchung ist oft nicht absolut identisch wiederholbar. Die Erfahrung des Untersuchers geht, stärker als bei den anderen Schnittbildverfahren, maßgeblich in die Wertigkeit des Befundes ein.

Eine Dignitätsbestimmung oder gar die Artdiagnose der Raumforderungen gelingt sonographisch nicht [30, 33, 36].

Wertung

Die Sonographie ist, insbesondere bei den Extremitätentumoren, vor und nach Therapie und bei Verlaufskontrollen die Methode der ersten Wahl.

Untersucherabhängig kann sie zuverlässige Aussagen über Lokalisation, Größe, Ausdehnung und topographische Zuordnung des Tumors machen. Die Zuverlässigkeit der Sonographie wird bei der Beurteilung der Tumorausdehnung von peripheren Weichteiltumoren mit 82 bis 94 % angegeben [30, 37].

Hinsichtlich der Dignität oder der Artdiagnose hilft sie nicht weiter. Bei den zentralen Tumoren ist die Sonographie methodisch limitiert.

Einsatz der Computertomographie

Methode

Die CT ist nach der Sonographie heute noch das häufigste Schnittbildverfahren bei der Beurteilung von Weichteilsarkomen [2,27]. Die Geräte neuerer Generationen erlauben eine sehr schnelle Scanfolge (Spiral-CT) mit exzellenter Auflösung. Eingesetzt werden Untersuchungen im Weichteil-, Lungen- und Knochenfenster. Der generelle Einsatz der intravenösen und, im Abdomen, der peroralen Kontrastverstärkung gehört zum Standard.

Vorteile

Die Computertomographie erlaubt exakt reproduzierbare standardisierte Schnitte, was für Verlaufskontrollen wichtig ist. Sie vermag zuverlässig liquide (nekrotische) von soliden, vollgebluteten und fettigen Strukturen zu differenzieren. Nach Kontrastmittelapplikation sind nicht nur Gefäße im Tumor oder seiner Nachbarschaft abzugrenzen, sondern auch der Vaskularisationsgrad des Tumors selber abzuschätzen. Diese Gewebsdifferenzierung ist besonders auch bei der Gewinnung von repräsentativem, nicht nekrotischem histologischem Material von Bedeutung.

Am Körperstamm ist die CT die Methode der Wahl bei der Bestimmung von Tumorsitz, Größe, Ausdehnung und Infiltration. Knöcherne Destruktionen in anatomisch komplexen Regionen werden zuverlässig erkannt. Hier ergänzt die CT die Sonographie ideal.

Nachteile

Zu den Nachteilen der Computertomographie zählen Kapazitätsprobleme, relativ hohe Kosten und die Schnittführung nur in der axialen Ebene (bei Extremitäten!). Verkalkungen, seltener kortikale Destruktionen können im Extremitätenbereich entgehen [26, 48]. Die Abgrenzung von Extremitätentumoren bei fehlenden Fettgrenzen ist computertomogaphisch schlechter möglich als in der Sonographie.

Eine Dignitätszuordnung oder Artdiagnose der Weichteilsarkome ist auch in der CT nicht möglich. Bei der Verlaufs- bzw. Rezidivdiagnostik hat die Computertomographie Probleme bei der Abgrenzung von Tumorresten bzw. Tumorrezidiven gegenüber Narbengewebe.

Wertung

Bei der Diagnostik zentraler Tumoren ist die CT hinsichtlich Lokalisation, Größe, Abgrenzung und Konsistenz die Methode der Wahl und US sowie MRT überlegen. Knochendestruktionen werden, vor allem in komplexen Regionen des Körperstammes, sicher erkannt. Im Extremitätenbereich macht sich die lediglich axial mögliche Schnittführung nachteilig bemerkbar. Hier ist die CT der Sonographie und der MRT unterlegen.

Die Treffsicherheit der CT in der prätherapeutischen Ausbreitungsdiagnostik von Weichteilsarkomen wird mit 70 bis 92 % angegeben [17, 36, 48]. Beim malignen fibrösen Histiozytom fand Rotte [37] einen korrekten Befund in 74 %, eine Befundunterschätzung in 11 %, eine Überschätzung in 7,5 % und einen falsch-positiven Befund in 7,5 %. Beim Stellen der Artdiagnose ist der Beitrag der Computertomographie limitiert [35]. Levine [26] fand eine histologische Bestätigung der computertomographischen Artdiagnose in 13 % (2 von 15) der Weichteiltumoren. Selbst beim Liposarkom war eine spezifische CT-Diagnose nur in 22 % (4 von 17 Fällen) möglich [7]. Generell erlauben die drei Kriterien der computertomographischen Bildanalyse: Dichtemessung, Zeichen des invasiven Wachstums und Kontrastmittelhancement keine zuverlässige Aussage über die Dignität bzw. die Artdiagnose eines Weichteiltumors. So ermöglicht z. B. die Dichtemessung keine Differenzierung zwischen benigner (Lipom) und maligner (Liposarkom) Fettgeschwulst.

Das Fehlen eines invasiven Wachstums sollte nicht zur Diagnose benigner Tumor verführen: viele gut differenzierte maligne Weichteiltumoren zeigen glatte äußere Konturen (Pseudokapsel). Wertvoll ist die Aussage Pseudokapsel jedoch für den Operateur. Nach einer prospektiven Studie war die Beurteilung der Operabilität in 92 % durch die Computertomographie korrekt [17]. Bei den meisten malignen Weichteiltumoren besteht eine Korrelation zwischen Grad der Vaskularisation und Malignität [23, 25]. Dennoch können z. B. Angiolipome ein Liposarkom simulieren [6] und auch Hämangiome können von malignen Gefäßtumoren nicht differenziert werden. Somit bringt auch der Kontrastmittelbolus keine wesentliche Verbesserung der computertomographischen Artdiagnose.

Einsatz der MRT

Methode

In neuerer Zeit hat sich die MRT auch bei der Diagnostik von Weichteiltumoren als bildgebendes Verfahren etabliert [1, 3, 22]. Für eine zuverlässige Diagnose sind sowohl sogenannte T1- wie T2-gewichtete Bilder erforderlich. Im allgemeinen zeigen Tumoren ein iso- bis hyptointenses Signalverhalten in den T1-gewichteten und ein hyperintenses Signalverhalten in den T2-gewichteten Bildern. Eine Ausnahme bilden einmal die Liposarkome, die sowohl im T1- wie im T2-gewichteten Bild ein hohes Signal geben [8] und zum anderen relativ zellarme Tumoren mit überwiegend kollagenem Bindegewebe, die sowohl im T1- wie im T2-gewichteten Bild eine niedrige Signalintensität zeigen [41].

Bei der Extremitätendarstellung werden spezielle Oberflächenspulen mit höherem Signal-Rausch-Verhältnis und schnelle, hoch auflösende 3D-Meßsequenzen bevorzugt [13, 38]. Die P31-MR-Spektroskopie beefindet sich noch im Experimentierstadium.

Vorteile

Die MRT arbeitet auf dem Boden der kernmagnetischen Resonanz, ohne ionisierende Strahlen und ist somit beliebig wiederholbar, auch bei posttherapeutischen Verlaufskontrollen. Die multiplanare Darstellung erlaubt jederzeit sowohl exakt reproduzierbare Standardschnitte in axialer, koronarer und sagittaler Schnittführung als auch in jeder beliebiger Schnittrichtung, z. B. im Rahmen des 3D-Meßverfahrens. Damit ist die MRT der Sonographie und der CT überlegen.

Die MRT verbindet ein der CT vergleichbares Auflösungsvermögen mit höchstem Gewebskontrast. Dadurch ist sie ideal zur Beurteilung von Weichteiltumoren geeignet, die von Fett, Muskel, Nerven und Synovia ausgehen [44]. In der Extremitätenperipherie ist die Kernspintomographie der CT bei der Abgrenzung von Tumoren in fettarmer Umgebung überlegen. Bei der Beurteilung der Tumorinvasion in das Mark des benachbarten Knochens ist die T1-gewichtete Sequenz allen bildgebenden Verfahren, auch der Szintigraphie überlegen. Bei der Beurteilung der peripheren Tumorausdehnung und der Beziehung des Tumors zu neurovaskulären Strukturen in der Nachbarschaft ist die T2-Wichtung die überlegene Sequenz. Bei der Differenzierung des Tumors vom umgebenden perifokalem Ödem und eines Resttumors bzw. Tumorrezidivs von therapiealteriertem Umgebungsgewebe ist die intravenöse Kontrastverstärkung mit Gadolinium DTPA im T1-Bild hilfreich [4, 15].

Nachteile

Die MRT ist ein teures, noch wenig verfügbares und, wo vorhanden, überlastetes Verfahren.

Zu den methodischen Nachteilen zählen, daß, bei hochsensitivem Nachweis einer Infiltration des Knochenmarkes, kortikale Strukturen und somit auch kortikale Läsionen nicht faßbar sind. Aus dem gleichen Grunde sind auch Tumorverkalkungen schlecht oder nicht abgrenzbar, da sie kein Signal geben.

Wertung

Die MRT als bildgebendes Verfahren kann im Köprerstammbereich Zusatzinformationen zur CT liefern. Im Extremitätenbereich ist sie die Methode der Wahl bei der Tumorabgrenzung und auch bei der Differenzierung maligne-benigne. Eine Artdiagnose ist nur im Einzelfall möglich. Bei Therapiekontrollen können Resttumoren bzw. Rezidive von therapieinduzierten Veränderungen (Nekrose, Fibrose) unterschieden werden. Darin ist die MRT der CT deutlich überlegen [15]. Limitiert wird das Verfahren durch die noch geringe Verfügbarkeit von MRT-Geräten und durch die Auslastung vorhandener Geräte.

Die *MR-Spektroskopie* erlaubt bislang eine Tumorcharakterisierung noch nicht, da sich die Spektren von benignen und malignen Tumoren nicht signifikant unterscheiden [39].

Sie kann jedoch bei Therapieverlaufskontrollen Veränderungen des Tumorstoffwechsels anzeigen [31]. Für Verlaufskontrollen unter Chemotherapie wird die MR-Spektroskopie aber erst dann reif sein, wenn sie das Ansprechen (Response) des Tumors auf die Therapie früher erfassen kann als andere Methoden [12, 19].

Einsatz der Angiographie

Methode

Die Arteriographie wird heute selektiv oder superselektiv als transfemorale Katheterangigraphie, selten als Direktpunktion durchgeführt, nativ und als

Pharmakoangiographie. Leistungsfähige dünnlumige Katheter, Koaxialsysteme, digitale Subtraktionsverfahren und der Einsatz nicht ionischer Kontrastmittel gehören zum Standard. Die diagnostische Angiographie kann jederzeit zur therapeutischen intraarteriellen Transkatheterembolisation ausgeweitet werden.

Vorteile

Die Arteriographie ist, konventionell und als DSA-Technik, weit verbreitet und damit gut verfügbar. Sie kann einen Beitrag zur Artdiagnose leisten, z. B. bei peripheren Weichteilprozessen, beim blutenden Leiomyosarkom des Dünndarms mit der klasischen arteriellen Hypervaskularisation und der früh abführenden Vene oder beim Hämangioperizytom, dessen radspeichenartiges Gefäßmuster als diagnoseweisend gilt [50]. Sie dient der Darstellung der tumorversorgenden Gefäße zur präoperativen Therapieplanung und der Abgrenzung der Tumorvaskularisation selbst. Sie bietet die Möglichkeiten der präoperativen oder palliativen intraarteriellen Transkatheterembolisation mit häufig guter Tumorregression und Überführung eines primär inoperablen Weichteilsarkomes in ein operables Stadium [33, 40, 49].

Nachteile

Einschränkend muß gesagt werden, daß es eindeutige angiographische Malignitätskriterien nicht gibt [32, 45] und nur bei Berücksichtigung eng gefasster Kriterien eine gewisse Dignitätszuordnung möglich ist [47]. Tumorgefäße werden auch bei gutartigen Weichteiltumoren (Hämangiomen, gutartigen Schwannomen) und bei entzündlichen Prozessen (Myositis und Abszessen) beobachtet.

Wertung

Die Arteriographie war bis zur Aera der Schnittbildverfahren unverzichtbarer Bestandteil der präoperativen Diagnostik peripherer Weichteiltumoren. Heute kommt sie dann gezielt zum Einsatz, wenn man sich Zusatzinformationen zu den nicht invasiven bildgebenden Verfahren verspricht. Sie bringt einen Informationsgewinn hinsichtlich Artdiagnose, Vaskularisationsgrad des Tumors und seiner Beziehung zum Gefäßnervenbündel. Beim Verdacht auf einen blutenden mesenchymalen Dünndarmtumor ist sie die Methode der ersten Wahl. Die diagnostische Angiographie kann jederzeit zur therapeutischen Maßnahme ausgeweitet werden.

In kleineren Serien [33] ist der Wert des kombinierten Einsatzes von CT und Angiographie hinsichtlich der präoperativen Abschätzung der Dignität untersucht und belegt.

Einsatz der Szintigraphie

Methode

Die Szintigraphie ist ein etabliertes Screening-Verfahren zum Nachweis von metastatischen Prozessen.

Sie sollte als Dreiphasenszintigraphie mit Technetium-99m-Biphosphonat durchgeführt werden.

Ihr **Vorteil** ist die hohe Sensitivität bei geringer Spezifität und die breite Verfügbarkeit.

Nachteile

Die Nuklidanreicherungen in den Weichteilen kann differentialdiagnostisch von einer Osteomyelitis oder von benignen entzündlichen Weichteilprozessen nicht differenziert werden.

Wertung

Die Szintigraphie spielt deswegen zur Tumorsuche und zur weiteren Abklärung des Primärtumors keine Rolle.

Zusammenfassung

Die seltenen Weichteilsarkome stellen an die präoperative Diagnostik und an die Therapie hohe Anforderungen.

Bei der Therapieplanung spielen die bildgebenden Verfahren eine maßgebliche Rolle.

Ihre Aufgabe ist, den Primärtumor hinsichtlich Lokalisation, Größe, Abgrenzung und Beziehung zu Nachbarstrukturen möglichst genau zu erfassen und eine evtl. Metastasierung aufzudecken. Zur wichtigsten aber zugleich schwierigsten Frage nach der Dignitätszuordnung bzw. nach der Artdiagnose können die einzelnen Verfahren unterschiedlich und nur beschränkt beitragen.

Die verfügbaren bildgebenden Verfahren Röntgennativaufnahme, Ultraschall, Computertomographie, Magnetresonanztomographie, Angiographie und Szintigraphie kommen in einem Stufenplan zum Einsatz, unterschieden nach zentraler und peripherer Tumorlokalisation.

Bei den *peripheren Tumoren*, besonders im Extremitätenbereich, spielt die Sonographie als Screening-Verfahren die maßgebliche Rolle. Ihre Information wird durch die MRT deutlich erweitert. Bei der Diagnostik der *zentralen Primärtumoren* kommt der Computertomographie entscheidende Bedeutung zu. *Fernmetastasen* werden mittels Thorax-Übersicht, Sonographie, CT und Szintigraphie (Knochenmetastasen) aufgedeckt.

Die Angiographie wird gezielt, ergänzend zu US und CT eingesetzt. Sie liefert diagnostische Zusatzinformationen und kann zur therapeutischen Katheterchemoembolisation ausgeweitet werden.

Literatur

1. Aisen AM, Martel W, Braunstein EM, et al. (1986) MRI and CT evaluation of primary bone and soft-tissue tumors. AJR 146: 749
2. Arlart IP (1985) Weichteiltumoren – bildgebende Verfahren. Münch Med Wschr 127: 336
3. Bassett LW, Gold RH, Seeger LL (1989) MRI – Atlas of the Musculoskeletal System. Deutscher Ärzteverlag, Köln
4. Beltran J, Simon DC, Katz W, et al. (1987) Increased MR signal intensity in skeletal muscle adjacent to malignat tumors: pathologic correlation and clinical relevance. Radiology 162: 251
5. Bernardino ME, Bao-Shan J, Thomas JL, Lindell jr MM, Zornoza J (1981) The extremity soft-tissue lesion: a comparative study of ultrasound, computed tomography and xeroradiography. Radiology 139: 53
6. Chew FS, Hudson TM, Hawkins IF (1980) Radiology of infiltrating angiolipoma. AJR 135: 781
7. De Santos LA, Goldstein HM, Murray JA, Wallace S (1978) Computed tomography in the evaluation of musculoskeletal neoplasms. Radiology 128: 89
8. Dooms GC, Hricak H, Sollitto RA, et al. (1985) Lipomatous tumors and tumors with fatty component: MR imaging potential and comparison of MR and CT results. Radiology 157: 479
9. Dorfman HD, Bhagavan BS (1982) Malignant fibrous histiocytoma of soft tissue with metaplastic bone and cartilage formation: a new radiologic sign. Skeletal Radiol 8: 145
10. Enzinger FM, Lattes R, Torloni H (1969) Histological typing of soft tissue tumors. International histological classification. WHO Geneva
11. Enzinger FM, Weiss SW (1983) Soft tissue tumors. Mosby, St. Louis Toronto London
12. Evanochko WT, Ng TC, Lilly MB, Lawson AJ, Corbett TH, Durant JR, Glickson JD (1983) In vivo 31P NMR study of the metabolism of murine mammary 16/C adenocarcinoma and its response to chemotherapy, x-radiation, and hyperthermia. Proc Natl Acad Sci USA 80: 334
13. Fisher MR, Barker B, Amparo EG, et al. (1985) MR imaging using specialized coils. Radiology 157: 443
14. Forrester DM, Becker TS (1977) The radiology of bone and soft tissue sarcomas. Orthop Clin North Am 8: 973
15. Fürst G, Pape H, Jürgens T, Kahn T, Mödder U (1989) Kontrastmitteleinsatz in der MR-Tomographie von Weichteilsarkomen. Verlaufskontrolle nach multimodaler Therapie. Radiologe 29: 336
16. Gall FP, Goehl J, Hohenberger W (1990) Fortschritte in der Chirurgie 7: Weichteilsarkome. Zuckschwerdt-Verlag München
17. Golding SJ, Husband JE (1982) The role of computed tomography in the management of soft tissue sarcomas. Br J Radiol 55: 740
18. Hajdu Si (1979) Pathology of soft tissue tumors. Lea and Febiger, Philadelphia
19. Heindel W, Bunke J, Glathe S, Steinbrich W, Mollevanger L (1988) Combined 1H-MR imaging and localized 31P-spectroscopy of intracranial tumors in 43 patients. J Comp Ass Tomogr 12: 907
20. Hermanek P (1977) Klinische Pathologie der Weichteiltumoren. Chirurg 43: 685
21. Hofmann-Preiß K (1990) Diagnostik von Weichteilsarkomen mittels bildgebender Verfahren. In: Gall FP, Goehl J, Hohenberger W (Hrsg) Fortschritte in der Chirurgie 7: Weichteilsarkome. Zuckerschwerdt-Verlag München

22. Hudson TM, Hamilin DJ, Enneking WF, et al. (1985) Magnetic resonance imaging of bone and soft tissue tumors: early experience in 31 patients compared with computed tomography. Skeletal Radiol 13: 134
23. Hunter JC, Johnston WH, Genant HK (1979) Computed tomography evaluation of fatty tumors of the somatic soft tissues: clinical utility and radiologic-pathologic correlation. Skeletal Radiol 4: 79
24. Jost JO, Bünte H, Senftleben E, Clemens M, Schwering H (1989) Periphere Weichteiltumoren. Dtsch Med Wschr 105: 341
25. Kindblom LG, Angervall L, Stener B, Wickbom I (1974) Intermuscular and intramuscular lipomas and hibernomas, a clinical roentgenologic, histologic, and prognostic study of 46 cases. Cancer 33: 754
26. Levine E, Lee KR, Neff JR, Maklad NF, Robinson RG, Preston DF (1979) Comparison of computed tomography and other imaging modalities in the evaluation of musculoskeletal tumors. Radiology 131: 431
27. Levinsohn EM, Bryan PJ (1979) Computed tomography in unilateral extremity swelling of unusual cause. J Comput Assist Tomogr 3: 67
28. Lindell MM, Wallace S, de Santos LA, Bernardino ME (1981) Diagnostic technique for the evaluation of the soft tissue sarcomas. Semin Oncol 8: 160
29. Martel W, Abell MR (1973) Radiologic evaluation of soft tissue tumors. Cancer 32: 352
30. Merk H, Esser D, Merk G, Langen L (1989) Die Wertigkeit der Sonographie in der Differentialdiagnostik von Weichteiltumoren. Fortschr Röntgenstr 150: 183
31. Naruse S, Horikawa Y, Tanaka C, Higuchi T, Ueda S, Hirakawa K, Nishikawa H, Watari H (1985) Observation of energy metabolism in neuroectodermal tumors using in vivo 31P-NMR. Magn Reson Imag 3: 117
32. Ney FG, Feist JH, Altermus LR, Ordinario VR (1972) The characteristic angiographic criteria of malignancy. Radiology 104: 567
33. Peters PE, Friedmann G (1983) Radiologische Diagnostik maligner peripherer Weichteiltumoren. Radiologe 23: 502
34. Rich PJ, King W (1982) Benign cortical hyperostosis underlying soft-tissue tumors of thigh. AJR 138: 419
35. Rödl W, Hofmann-Preiß K (1988) Leiomyosarkom der Vena lienalis. Radiologe 28: 42
36. Rotte KH, Kriedemann E, Kleinau H, Schmidt-Peter P (1986) Bildgebende Diagnostik peripherer Weichteiltumoren unter besonderer Berücksichtigung der Computertomographie. Arch Geschwulstforsch 56: 341
37. Rotte KH, Kleinau H, Kriedemann E, Perlick E, Schmidt-Peter P (1988) Das maligne fibröse Histiozytom (MFH) der Weichteile. Möglichkeiten und Grenzen der Computertomographie. Fortschr Röntgenstr 148: 520
38. Schenk JF, Foster TH, Henkes JL et al (1985) High-field surfacecoil MR imaging of localized anatomy. AJNR 6: 181
39. Semmler W (1988) Monitoring tumor response to chemotherapy in patients with 31P MR spectroscopy. Tumor Diagnostik & Therapie 4: 167
40. Shumann LS, Chuang VP, Wallace S, Benjamin RS, Murray J (1982) Intra-arterial chemotherapy of malignant fibrous histiocytoma of the pelvis. Radiology 142: 343
41. Sundaram M, McGuire MH, Schajowicz F (1987) Soft tissue masses: histologic basis for decreased signal (short T2) on T2-weighted MR images. AJR 148: 1247
42. Tonak J (1986) Maligne Weichteiltumoren. In: Gall FP, Hermanek P, Tonak J (eds) Chirurgische Onkologie. Springer, Berlin Heidelberg
43. Tonak J (1990) Weichteilsarkome. Klinisches Bild. In: Gall FP, Goehl J, Hohenberger W (Hrsg) Fortschritte in der Chirurgie 7, Weichteilsarkome. Zuckschwerdt-Verlag, München
44. Totty WG, Murphy WA, Lee JKT (1986) Soft-tissue tumors: MR imaging. Radiology 160: 135
45. Viamonte M, Roen S, LePage J (1973) Nonspecificity of abnormal vascularity in the angiographic diagnosis of malignant neoplasms. Radiology 106: 59

46. Waterhouse J, Muir C, Shanmugaratnam K, Powell J (eds) (1982) Cancer incidence in five continents. Vol IV. IARC Scientific Publications No 42, Lyon
47. Weber U, Müller K (1983) Periphere Weichteiltumoren. Thieme, Stuttgart New York
48. Weeks RG, McLeod RA, Reiman HM, Pritchard DJ (1985) CT of soft-tissue neoplasms. Am J Radiol 144: 355
49. Wopfner F, Tonak J, Schepke P (1986) Prinzipien der lokalen Chemotherapie und Hyperthermie. In: Gall FP, Hermanek P, Tonak J (eds): Chirurgische Onkologie. Springer, Berlin Heidelberg
50. Yaghmai I (1978) Angiographic manifestations of soft-tissue and osseous hemangiopericytomas. Radiology 126: 653

Prinzipien des chirurgischen Vorgehens bei Weichteilsarkomen

W. Mutschler

Einleitung

Weichteilsarkome sind eine heterogene Gruppe von malignen Tumoren, die definitionsgemäß aus allen nichtepithelialen, extraskeletalen Geweben mit Ausnahme des RES und der Stützgewebe spezifischer Organe hervorgehen können [6]. Für die USA werden etwa 20 Neuerkrankungen/Mill. Einw./Jahr angegeben [6, 25]. Die Weichteilsarkome machen damit ungefähr 15 % der Malignome im Kindesalter und ungefähr 1 % im Erwachsenenalter aus [8, 27].

Ihre topographische Verteilung entspricht in etwa der Volumenverteilung der Weichteile: Bevorzugt ist die untere stammnahe Extremität (~45 %), es folgen der Rumpf (~10 %), die obere stammnahe Extremität (~15 %), das Retroperitoneum (~10 %), Kopf und Hals (~10 %) und das Mediastinum (~1 %) [6, 12, 22].

Die malignen Weichteiltumoren des Kindes- und Jugendalters zeigen ein anderes biologisches Verhalten als die Geschwülste im Erwachsenenalter und werden deshalb als gesonderte Gruppe betrachtet. Ihre häufigsten Vertreter sind das Rhabdomyosarkom, das synoviale Sarkom und das Fibrosarkom. Beim Erwachsenen dominieren das Liposarkom, Fibrosarkom, maligne fibröse Histiozytom, Synovialsarkom, Rhabdomyosarkom und die unklassifizierbaren Sarkome [27].

Nicht so sehr der histologische Typ des Tumors, sondern sein Malignitätsgrad und das Tumorstadium sind die beiden wichtigsten prognostischen Parameter. Neben einem hohen Malignitätsgrad und einer Metastasierung in Lunge und Lymphknoten gelten als prognostisch ungünstig eine Tumorgröße über 10 cm Durchmesser, ein Tumorsitz im Körperstamm selbst oder stammnah, eine nicht radikale Tumorentfernung und ein nachweisbares Lokalrezidiv [4, 5, 6].

Die verschiedenen Klassifikationen der Weichteilsarkome tragen diesen Kriterien Rechnung. In der TNM-Klassifikation der UICC von 1987 werden 4 Stadien unterschieden, die auf den Differenzierungsgrad, die Tumorgröße und den Metastasierungsgrad bezug nehmen. Enneking [5] hat an dieser Einteilung kritisiert, daß einige sarkomspezifische Merkmale nicht genügend berücksichtigt worden seien und aus einem Vergleich des prognostischen Wertes der UICC-Klassifikation mit seinem „surgical staging system" den Schluß gezogen, daß die Unterscheidung zwischen „niedrig"- und

Tabelle 1. Peripherie Weichteilsarkome, Einteilung nach Enneking [5]

Stadium	Grading (G)	Tumor (T)	Metastasen (M)
I A	low grade (G_1)	intrakompartimental (T_1)	$\emptyset$
I B	low grade (G_1)	extrakompartimental (T_2)	$\emptyset$
II A	high grade (G_2)	intrakompartimental (T_1)	$\emptyset$
II B	high grade (G_2)	extrakompartimental (T_2)	$\emptyset$
III	G_1 oder G_2	T_1 oder T_2	Fernmetastasen

„hochmaligne" ausreiche, die Tumorgröße zweitrangig gegenüber der Beurteilung der Tumorgrenzen und das N-Kriterium wegen der Seltenheit ausschließlicher Lymphknotenmetastassierung klinisch irrelevant ist. Für die Klassifikation von Extremitätsarkomen berücksichtigt er folglich nur die drei Prognosefaktoren Grading, lokales Ausbreitungsmuster sowie Metastasierung und beschränkt sich auf 3 Tumorstadien (Tabelle 1).

Aus chirurgischer Sicht ist v. a. die Unterscheidung zwischen einem sogenannten intrakompartimentellen und einem extrakompartimentellen Wachstum bedeutsam. Als Kompartiment werden dabei anatomische Strukturen oder Körperräume verstanden, die der Tumorexpansion natürliche Grenzen entgegensetzen. Intrakompartimentell liegt ein Tumor z. B., wenn er in einem Muskel oder in einer Muskelgruppe zwischen 2 Faszien liegt. Andere Kompartimente sind ein Gelenk oder ein Röhrenknochen und sein Periost. Verläßt der Tumor seinen ursprünglichen Entstehungsort und wächst z. B. durch ein Faszie hindurch, so liegt er extrakompartimentell. Von vornherein als extrakompartimentell lokalisiert gilt ein Tumor, wenn er entlang von Gefäß-Nervenbündeln wächst oder etwa am Mittelfuß, in der Kniekehle oder intrapelvin entsteht, da hier keine natürliche Barrieren die Tumorausbreitung hemmen. Das Ennekingsche Klassifikationssystem [5] hat zu einer neuen Betrachtungsweise bezüglich der adäquaten chirurgischen Therapie der Extremitäten-Weichteilsarkome geführt und wird im folgenden verwendet.

Die *Therapie der Weichteilsarkome* wird heute allgemein multimodal durchgeführt. Auch wenn derzeit noch keine einheitlichen und verbindlichen Therapierichtlinien formuliert werden können, zeichnet sich ab, daß multimodale Konzepte für die Mehrzahl dieser Tumoren günstigere Ergebnisse erbringen als jede einzelne Therapieform für sich allein [3, 6, 13, 21,].

Bei *kurativem Therapieansatz* wird die operative Tumorentfernung übereinstimmend als wichtigste Maßnahme zur lokalen Tumorkontrolle angesehen. Ziel der Operation ist die vollständige Tumorentfernung, ohne daß makroskopische oder mikroskopische Tumorreste belassen werden (R_0-Resektion). Dieses Ziel soll und kann auch heute meist durch eine funktionserhaltende Resektion erreicht werden. Multilierende Eingriffe sind gerechtfertigt, wenn gesichert ist, daß nur durch sie eine sichere Tumorentfernung möglich ist.

Die Kombination von erhaltender Operation und Radiatio gilt mehr und mehr als lokale Standardtherapie bei G2 und G3-Tumoren [3, 6, 18, 25]. Die

Strahlentherapie wird dabei entweder präoperativ, postoperativ oder intra-operativ durchgeführt. Als Vorteile der präoperativen Strahlentherapie mit etwa 50 Gy gelten das kleinere Bestrahlungsvolumen und die partielle Tumorremission mit einer möglicherweise verbesserten Resektabilität und einer verringerterten Rate an Metastasen, die bei der operativen Manipulation am Tumor entstehen können [26]. Die postoperative Bestrahlung mit 60–66 Gy Gesamtdosis muß ein größeres Bestrahlungsvolumen mit allen intraoperativen tangierten Strukturen einschließen. Problematisch sind bei beiden Verfahren intrathorakale und intraabdominelle Tumoren mit Nachbarschaft zu strahlensensiblen Organen. Nachteilig ist bei beiden Verfahren die höhere Rate an Wundheilungsstörungen [1].

Die intraoperative Bestrahlung des Tumorbetts mit schnellen Elektronen, mit 125-J-seeds oder durch Afterloading-Verfahren wird gegenwärtig nur in wenigen Zentren durchgeführt. Welchen Nutzen die dadurch möglich werdende selektive Dosiserhöhung am Tumor hat, kann noch nicht abgeschätzt werden [13].

Die Chemotherapie wird in neo-adjuvanter Intention zur Tumorverkleinerung und adjuvant zur Eliminierung okkultuer Mikrometastasen eingesetzt. Trotz einer Fülle von Studien [Lit. in 8] ist ihr Wert noch umstritten. Von einer Chemotherapie profitieren am ehesten Patienten mit Grad 3-Tumoren im Stadium III und mit Sarkomen an den Extremitäten. Große nationale prospektive Studien sollen hier weiteren Aufschluß bringen [3].

Als zusätzliche Therapiemodalitäten seien die isolierte hypertherme Extremitätenperfusion und die regionale Hyperthermie in Kombination mit einer systemischen Chemotherapie erwähnt, die derzeit bei lokal fortgeschrittenen Weichteil- und Knochensarkomen nach multiplen Vortherapien eingesetzt werden [11].

Bei *palliativem Therapieansatz* ist eine Operation nur dann indiziert, wenn es um die Verhinderung oder Beseitigung von Tumorkomplikationen wie Exulzeration, Gefäß- und Nervenkompression und schwerwiegende Funktionsbeeinträchtigungen lebenswichtiger Organe geht oder wenn bei niedrigmalignen Weichteilsarkomen z. B. die Entfernung einzelner Lungenmetastasen sinnvoll erscheint. Standardtherapie ist die Zytostase mit Kombinationen aus Doxorubicin und einem Alkylans, z. B. das CYVA-DIC-Schema [21].

Allgemeine Richtlinien zur chirurgischen Therapie

Die allgemeinen Richtlinien zur chirurgischen Therapie ergeben sich aus dem Wachstumsverhalten der Weichteilsarkome, das von Enzinger und Weiss [5] u. a. [6] ausführlich beschrieben worden ist. Danach werden maligne Weichteilsarkome von einer Pseudokapsel umgeben, die reichlich Tumorzellen enthält. Die Tumoren respektieren natürliche Gewebegrenzen wie Faszien, Periost, Perineurium und Adventitia der Gefäße über relativ lange Zeit und wachsen zunächst vorwiegend longitudinal und nach zentral. Hochmaligne Formen zeigen charakteristischerweise eine Diskontinuität mit dem Auftreten von Tumorzellnestern mehrere Zentimeter vom Primärtumor entfernt (skip lesions). Der Einbruch in benachbarte Kompartimente und die überwiegend hämatogene, seltener lymphogene Metastasierung gehen oft synchron einher.

Ziel der operativen Therapie ist die vollständige Tumorentfernung. Dies kann durch erhaltende oder ablative Eingriffe erreicht werden, wobei eine Amputation nicht per se ein radikaleres Vorgehen als die Resektion darstellt. Enneking [5] hat am Beispiel der Extremitätensarkome die Begriffe der intraläsionalen, marginalen, weiten und radikalen Resektion/Amputation definiert (Abb. 1a,b).

Beim intraläsionalen Vorgehen erfolgt die Präparation durch den Tumor oder durch die Pseudokapsel, es verbleiben makroskopisch Tumorreste, die Lokalrezidivrate bei alleiniger Operation ist 100%. Klinisch tritt diese Situation ein, wenn z. B. ein Sarkom fälschlicherweise als gutartig angesehen und der Tumor nur aus seiner Kapsel ausgeschält wurde (Enukleation). Eine marginale Resektion/Amputation wird entlang der Pseudokapsel durchgeführt, daher bleibt ein mikroskopischer Tumorrest zurück, die Lokalrezidivrate beträgt 60–90%. Im chirurgischen Sprachgebrauch wird

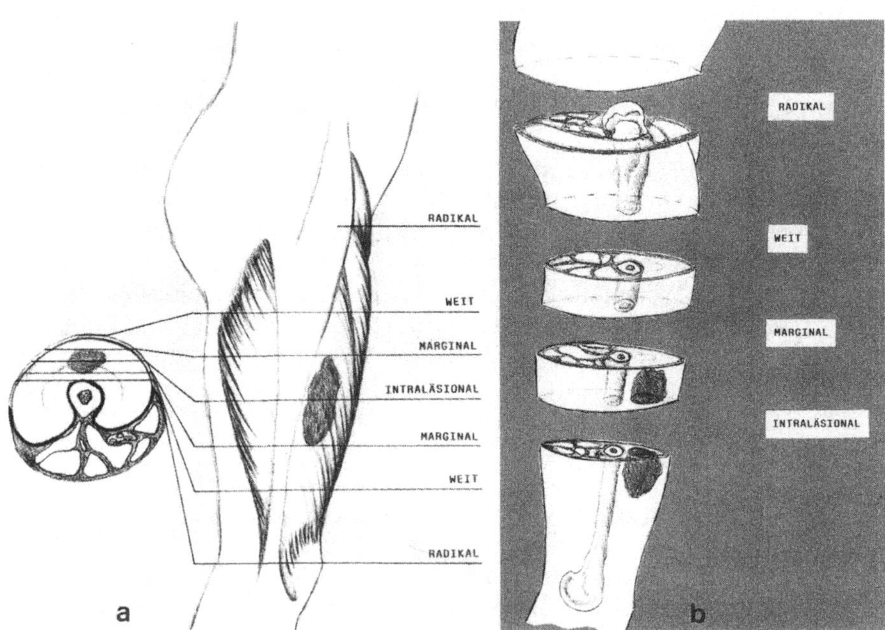

Abb. 1a,b. Schematische Darstellung der Resektionsgrenzen nach Enneking [5]. **a.** Intraläsionale, marginale, weite und radikale Resektion eines Weichteilsarkoms, in der Quadrizepsmuskulatur am Oberschenkel lokalisiert. **b.** Intraläsionale, marginale, weite und radikale Amputation bei identischer Tumorlage

auch diese Technik als Enukleation bezeichnet, wiederum oft ausgeführt, wenn ein benigner oder „semimaligner" Weichteiltumor vermutet wird.

Die weite Resektion/Amputation umfaßt die Tumorentfernung mit einem allseitigen Randsaum von etwa 2,5 cm gesundem Gewebe. Da hierbei Satellittenknoten zurückbleiben können, liegt die Lokalrezidivrate ohne zusätzliche Therapie bei 40–60 %.

Radikale Resektionen/Amputationen umfassen die en bloc-Entfernung des Tumors und des/der gesamten befallenen Kompatiments(e). Für eine Amputation an den Gliedmaßen bedeutet dies mindestens die Exartikulation des proximal gelegenen Gelenkes. Bei einer sogenannten Monoblock-Resektion müssen für den Fall der intrakompartimentellen Tumorlage alle Strukturen dieses Kompartiments inklusive der umhüllenden Faszie und der einstrahlenden Nerven und Gefäße entfernt werden. Sind mehrere Kompartimente befallen, sind entsprechend ausgedehntere Resektionen vorzunehmen. Die Lokalrezidivrate nach radikaler Resektion/Amputation liegt zwischen 0 und 10 % [5, 6, 27].

Unter Zugrundelegen dieser Definition der Resektions-/Amputationsgrenzen und unter Berücksichtigung der Lokalrezidivraten muß die adäquate chirurgische Therapie der Weichteilsarkome mit kurativem Anatz im Prinzip aus einer weiten Resektion mit Zusatztherapie oder einer radikalen Resektion/Amputation bestehen. Welches Verfahren im einzelnen gewählt wird, hängt von der Ausdehnung des Tumors hinsichtlich der anatomischen Kompartimente, dem zu erwartenden Funktionsverlust, der Morbidität, der Komplikationsrate, den personellen und technischen Möglichkeiten der operierenden Institution und nicht zuletzt von den Voraussetzungen, den Erwartungen und der Mitarbeit des Patienten ab. Meist sind die erforderlichen Eingriffe technisch anspruchsvoll und umfassen das gesamte Repertoire der Chirurgie, von der ausgedehnten Resektion an den Extremitäten mit dem Aufbau langstreckiger Weichteil-, Gelenk- und Knochendefekte, der Wiederherstellung von nervalen und vaskulären Strukturen und der Endoprothetik bis hin zur sogenannten erweiterten radikalen Resektion im Abdomen oder ausgedehnten Brustwandresektionen/-rekonstruktionen bei Sarkomen der Thoraxwand. Hieraus leitet sich die Forderung ab, jeden malignen oder malignitätsverdächtigen Tumor in regionalen Tumorzentren zu therapieren. Die Behandlung im Zentrum soll dabei mit der Diagnostik und nicht erst nach der Biopsie oder unvollständigen Tumorentfernung beginnen! Dies auch deshalb, weil eine enge zeitliche und örtliche Zusammenarbeit mit anderen Spezialisten aus der internistischen und pädiatrischen Onkologie, der Strahlentherapie, der Radiologie und der Pathologie präoperativ, intraoperativ und in der Langzeitnachsorge gewährleistet sein muß.

Diagnostik aus chirurgischer Sicht

Niedrig maligne Weichteilsarkome wachsen langsam und verhalten sich längere Zeit asymptomatisch. Die selbst bemerkte Schwellung ist das meistgenannte erste Symptom [6, 8, 27]. Bei hochmalignen Formen ist die rasch zunehmende, nur geringgradig schmerzhafte Schwellung das Leitsymptom. In Körperhöhlen werden diese Geschwülste im allgemeinen erst durch lokale Schmerzen oder Verdrängungssymptome bemerkt.

Besteht der klinische Verdacht auf einen malignen Weichteiltumor, sind folgende bildgebende Verfahren unverzichtbar: Die Nativ-Röntgenaufnahme in 2 Ebenen, die CT und/oder Magnet-Resonanz-Tomographie zur Beurteilung der lokalen Ausdehnung und Kompartiments-Topographie, das Sonogramm, eine Lungenübersichtsaufnahme in 2 Ebenen und das Lungen-CT zur Abklärung einer Metastasierung. Eine Knochenszintigraphie und eine Lymphographie sind nicht obligat, eine Angiographie ist nur notwendig, wenn die Kenntnis der Gefäßversorgung für das operative Vorgehen wichtig sein könnte oder eine arterielle Perfusion erwogen wird. Bei abdominellen Tumoren können zusätzliche Untersuchungen wie Ausscheidungsurogramm, Coloskopie oder Colon-Kontrasteinlauf notwendig sein.

Am Ende des diagnostischen Weges steht die Biopsie. Unabhängig von der Art der Biopsie soll sie von demjenigen Chirurgen durchgeführt werden, der die definitive Operation vornimmt. Die Feinnadelaspirationsbiopsie halten wir für nicht ausreichend. In den Händen des Erfahrenen wird mit der ultraschallgesteuerten oder CT-unterstützen Stanzbiopsie adäquates Material in 96 % der Fälle gewonnen und eine Treffsicherheit von 98 % mitgeteilt [2]. Dies setzt aber auch eine entsprechende Erfahrung des Pathologen voraus; bis zu 40 % der Diagnosen mußten (in anderen Untersuchungsserien) durch einen Referenzpathologen korrigiert werden [3, 6, 8].

Um das pleomorphe Erscheinungsbild der meisten Weichteilsarkome möglichst genau zu erfassen, gilt heute als Standard unverändert die Inzisionsbiopsie.

Folgende 5 Punkte müssen dabei beachtet werden:

1. Die Biopsie muß einem vitalen Tumoranteil entnommen werden.
2. Der Hautschnitt soll in der Richtung angelegt sein, die dem Zugang bei der definitiven Operation entspricht. Der Tumor wird direkt durch das befallene Kompartiment und möglichst weit vom Gefäß-Nervenbündel entfernt freigelegt, Gelenke dürfen nicht eröffnet werden.
3. Das zu untersuchende Gewebestück muß als Block mit einem Volumen von 1–3 cm³ entnommen werden. Eine intraoperative Schnellschnittuntersuchung bestätigt, daß es sich wirklich um Tumorgewebe handelt.
4. Eine exakte Blutstillung ist erforderlich, Drainagen werden direkt am Wundrand ausgeleitet, der schichtweise Wundverschluß und ein Druckverband verhindern ein postoperatives Hämatom.

5. Der Chirurg sollte auf einer genauen histopathologischen Untersuchung mit Beschreibung des Differenzierungsgrades, der Mitosezahl und des Nekroseindex beharren.

Für kleinere und oberflächlich gelegene Tumoren von etwa 3 bis 4 cm Durchmesser wird die Exzisionsbiopsie, die primäre Exstirpation des Tumors in toto mit einem gesunden Randsaum empfohlen [3, 27]. Wir halten dies für eine problematische Empfehlung, werden doch dadurch evtl. zusätzlich Kompartimente eröffnet und die Resektionsgrenzen nicht eindeutig definiert. Daraus resultiert ein Lokalrezidivrisiko analog der oben beschriebenen marginalen Resektion mit der Folge einer notwendigen Nachresektion.

Die diagnostische Phase ist abgeschlossen, wenn folgende Fragen beantwortet werden können:

1. Welche Tumorart liegt vor, welches Grading weist der Tumor auf?
2. Wie breitet sich der Tumor lokal in den Weichteilen aus, welche Kompartimente sind befallen, welchen Bezug hat der Tumor zu den umgebenden Gefäß-Nervenstraßen?
3. Haben sich bereits Lungen- oder Lymphknotenmetastasen entwickelt?
4. Ist ein multimodales Therapiekonzept sinnvoll und erstellt?
5. Ist die geplante Operation als kurativ oder palliativ zu werten oder sind andere Gründe der Anlaß für die Intervention?
6. Welches Operationsverfahren ist geplant? Welche Funktionsverluste sind zu erwarten? Welche Erweiterungseingriffe können notwendig werden? Sind alle Alternativverfahren überlegt und mit dem Patienten besprochen?
7. Wie werden bei erhaltender Operation Weichteildefekte und andere Substanzverluste überbrückt oder ersetzt?
8. Mit welcher Morbidität und welchen Komplikationen ist zu rechnen?
9. Ist die Nachbehandlung organisiert?

Erst dann kann der definitive Eingriff vorgenommen werden, auf dessen Prinzipien und Möglichkeiten im folgenden nach topographischen Gesichtspunkten eingegangen werden soll.

Topographische Gesichtspunkte

Bei den *Extremitätensarkomen* sind die genannten allgemeinen Richtlinien chirurgischer Therapie am besten zu befolgen. Generell wird betont, daß der Chirurg den Tumor während der Operation nicht zu Gesicht bekommen darf und der Sicherheitsabstand von 4 cm nach der Seite und von 2 cm in die Tiefe eingehalten werden solle. Diese Festlegung erscheint uns zu schematisch. Unter dem Gesichtspunkt der kompartmentgerechten Resektion ist es

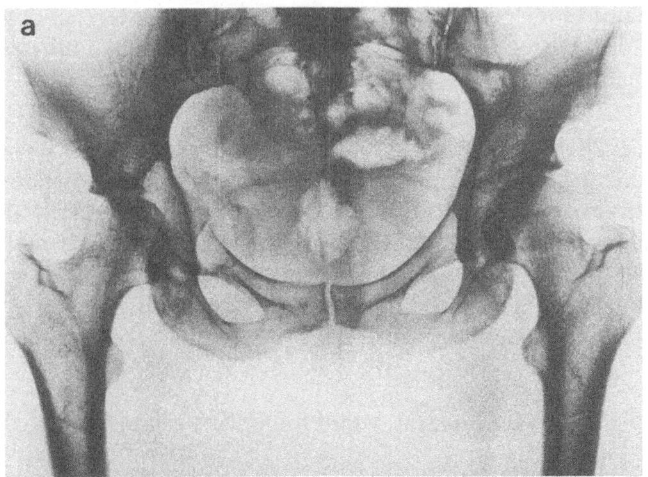

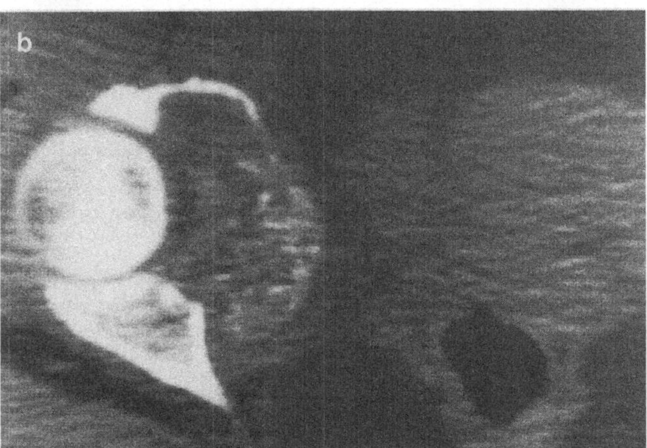

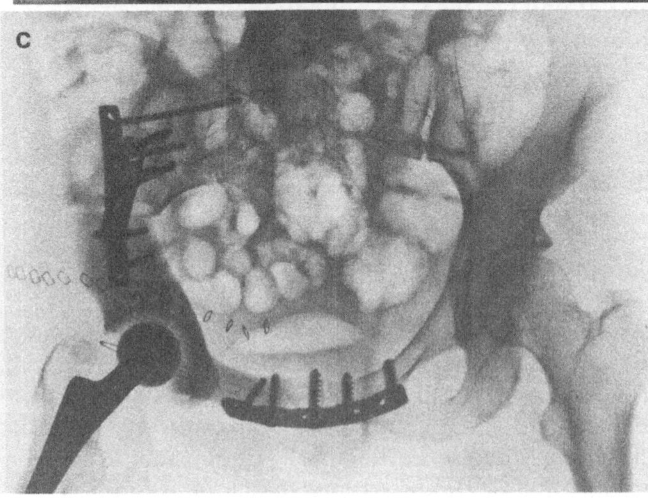

Abb. 2a–c. J. M., weiblich, 27 Jahre; malignes Schwannom G 1–2, vom Foramen obturatorium ausgehend und das linke Acetabulum destruierend, Stadium IB nach Enneking.
a. Praeoperative Röntgenaufnahme des Beckens.
b. Praeoperatives Computertomogramm des linken Hüftgelenkes.
c. Postoperative Röntgenaufnahme des Beckens nach kompartmentgerechter Resektion durch partielle innere Hemipelvektomie und halbseitigem Beckenersatz mit Hüftgelenkstotalendoprothese

besser, in anatomischen Einheiten zu denken und auf die Mitnahme begrenzender Strukturen zu achten als auf eine abstrakte Zentimetervorgabe.

Geht der Tumor von einer Muskelfaszie aus oder ist er in der Muskulatur selbst lokalisiert, empfiehlt sich, die befallene Muskelgruppe und ihre umhüllenden Faszien vom Ursprung bis zum Ansatz zu entfernen. Beispiele für eine solche kompartmentgerechte Resektion durch Muskelgruppenentfernung sind an den unteren Extremitäten die Resektion der ventralen oder dorsalen Muskeln des Oberschenkels, die Resektion der Wadenmuskulatur und die Monoblockresektion der Gesäßmuskulatur. Entsprechende Muskelgruppenresektionen sind auch an den ventralen und dorsalen Ober- und Unterarmmuskeln durchzuführen. Eine nur weite Resektion mit der Erhaltung der proximalen und distalen Muskelstümpfe bringt funktionell kaum Vorteile, da in der Regel die versorgenden Gefäße und Nerven unterbunden werden und die Resektionsstrecke nicht mit adäquatem Material überbrückt werden kann; außerdem liegt das Lokalrezidivrisiko höher.

Infiltrieren Weichteilsarkome benachbarte Skelettanteile, muß wenigstens das Periost und die anliegende Kortikalis entfernt, ggf. ein Knochensegment mit entfernt werden. Eine primäre Rekonstruktion schließt sich an.

Bricht der Tumor in benachbarte Gelenke ein, sind diese vollständig in die Resektion miteinzubeziehen. Sofern genügend statisch und dynamisch stabilisierende Elemente (Bänder und Muskeln) erhalten werden können, kommt die Implantation einer Tumorprothese infrage (Abb. 2), alternativ steht die Arthrodese zur Verfügung.

Infiltrierte Gefäß-Nervenbündel müssen exstirpiert werden. Dies hat immer dann eine Amputation zur Folge, wenn eine Gefäß- oder Nerveninterposition (Abb. 3) oder eine suffiziente Versorgung mit Orthesen nicht erfolgen kann. Bei Verdrängung dieser Strukturen ist zu prüfen, ob durch die mikroskopische perivaskuläre und perineurale Tumorentfernung und nachfolgende Bestrahlung adäquate lokale Kontrollraten zu erzielen sind.

In der Vergangenheit ergab sich oftmals die Indikation zur Amputation durch den zu erwartenden Funktionsverlust und durch ausgedehnte Resektionsdefekte, die mit konventionellen Methoden nicht zu überbrücken waren. Durch die in Tabelle 2 aufgelisteten Möglichkeiten läßt sich heute nahezu jeder Defekt verschließen und auch das funktionelle Defizit in Grenzen halten (Abb. 4). Die Kooperation der verschiedenen operativen Subspezialitäten ist dafür allerdings eine Conditio sine qua non [23].

Eine Amputation ist zu überlegen bei frühen Lokalrezidiven nach adäquater Primäroperation, bei großen Rezidiven von hochmalignen Sarkomen und bei einer mehr distalen Lage des Tumors mit Einbeziehung des Gefäß-Nervenbündels. Ist sie unumgänglich, muß wiederum mit dem plastischen Chirurgen überlegt werden, wie durch Lappentransplantation, Segmentverschiebung oder Segmentreplantation ein möglichst langer Amputationsstumpf geschaffen werden kann.

Amputationen können auch erforderlich werden, wenn nicht beherrschbare lokale Komplikationen auftreten. Die Inzidenz von Wundheilungsstörungen v. a. nach Strahlentherapie ist beträchtlich: In einer vergleichen-

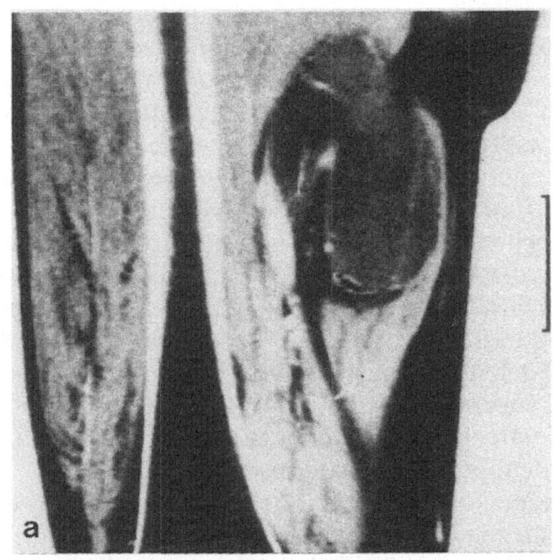

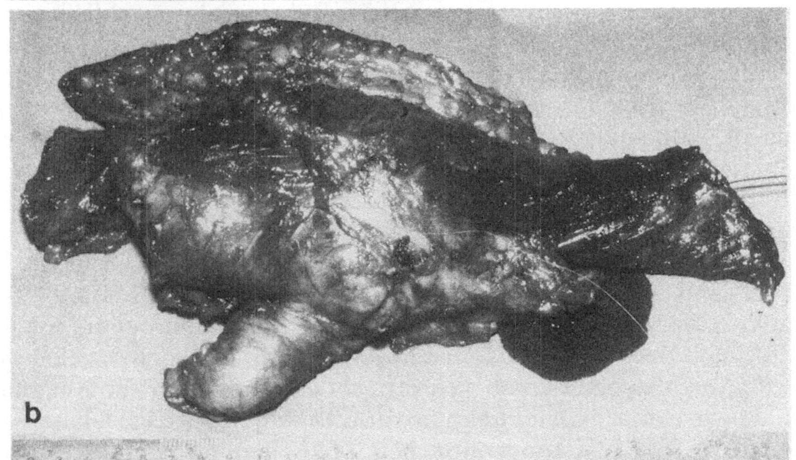

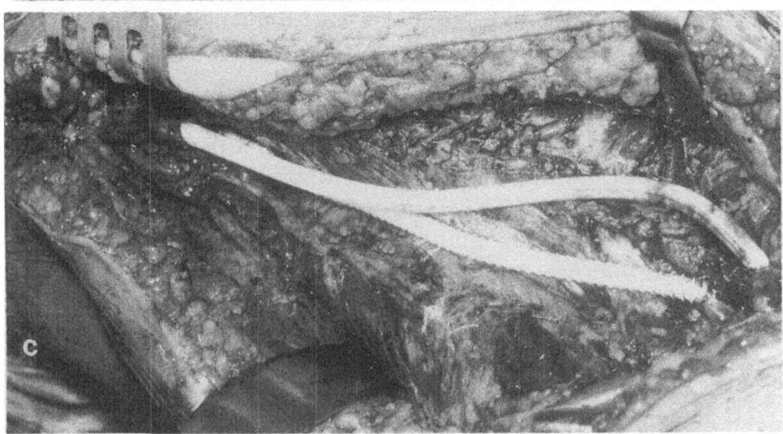

Tabelle 2. Rekonstruktionsmöglichkeiten nach gliedmaßenerhaltender Resektion

Regionale Lappenplastik
Gestielte / freie Fernlappenplastik
Neurovaskuläre Insellappen / Muskeltransplantate

Sehnentransfer
Muskeltransfer
Nerveninterponat
Gefäßersatz

Knochenersatz
Endoprothese, Arthrodese
Transfer distaler Amputatanteile
Orthesen

den Studie von Arbeit [1] traten 44 % Wundheilungsstörungen nach Brachy-radiotherapie gegenüber nur 14 % bei ausschließlich chirurgisch behandel-ten Patientengruppen auf. Als Spätfolgen sind die Strahlenfibrose mit chro-nischem Stauungsödem, die stahleninduzierte Knochennekrose und die Gelenkkontraktur zu fürchten, die die Gebrauchsfähigkeit einer erhaltenen Extremität so erheblich einschränken kann, daß im Einzelfall die Amputa-tion notwendig wird.

Regionale Lymphknotenstationen werden nach heutiger Ansicht nur dann mitreseziert, wenn sie klinisch manifest befallen oder per continuita-tem in den Primärtumor einbezogen sind. Bei elektiven Lymphknotendis-sektionen wurden in bis zu 13 % der Fälle Metastasen nachgewiesen, eine Überlebensverlängerung konnte indessen durch diese Maßnahme nicht erreicht werden [9]. Nur bei hochmalignen Tumoren, die häufig in die Lymphknoten metastasieren, wie das Rhabdomyosarkom, Leiomyosarkom und synoviale Sarkom sowie im Rahmen von Studien wird derzeit die Lymphadenektomie routinemäßig vorgenommen.

Extremitätensarkome am Übergang zum Stamm stellen besondere opera-tionstechnische Probleme dar.

An der oberen Extremität kann durch eine interthorako-skapuläre Resektion nach Tikhoff-Linberg [25] mit partieller/totaler Skapulektomie, Teilentfernung der Klavikula und Resektion des proximalen Humerus nach Schultergelenkersatz die Funktion von Hand und Ellbogen erhalten wer-den. Bei Übergreifen des Tumors auf das axilläre Gefäß-Nervenbündel und die Rumpfmuskulatur muß die interthorako-skapuläre Amputation durch-

◄──

Abb. 3a–c. E. S., männlich, 42 Jahre; Leiomyosarkom der V. femoralis G1, Stadium IB nach Enneking. **a.** Praeoperative Magnetresonanztomographie des rechten Oberschenkels in axialer Schnittführung. **b.** Tumorpräparat nach kompartmentgerechter Resektion durch en bloc Entfernung von Tumor, M. sartorius, Ästen des N. femorialis und der A. und V. femoralis superficialis unter Einbeziehung des Biopsiegebietes. **c.** Prothetischer Gefäßer-satz der Arterie und Vene durch e-PTFE-Prothesen, arteriovenöse Fistel in Höhe der distalen Anastomosen

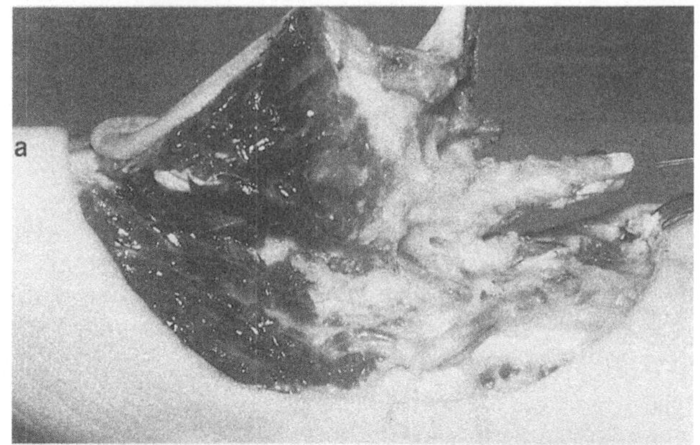

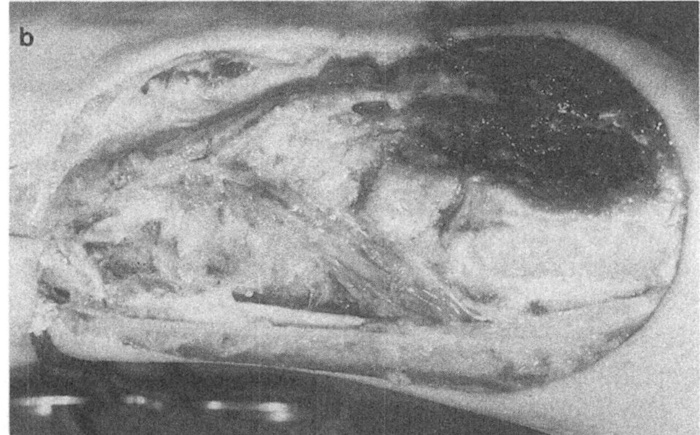

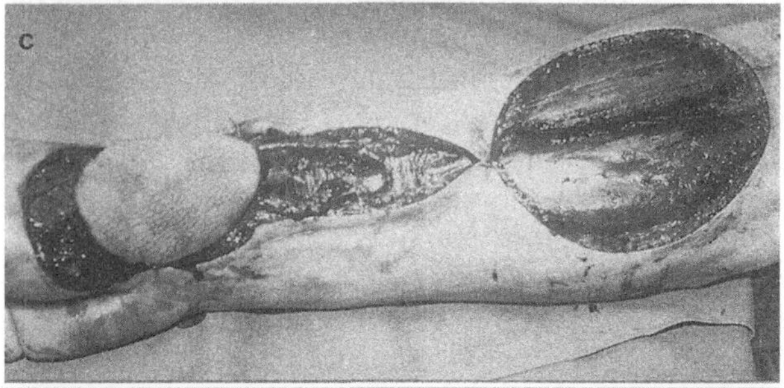

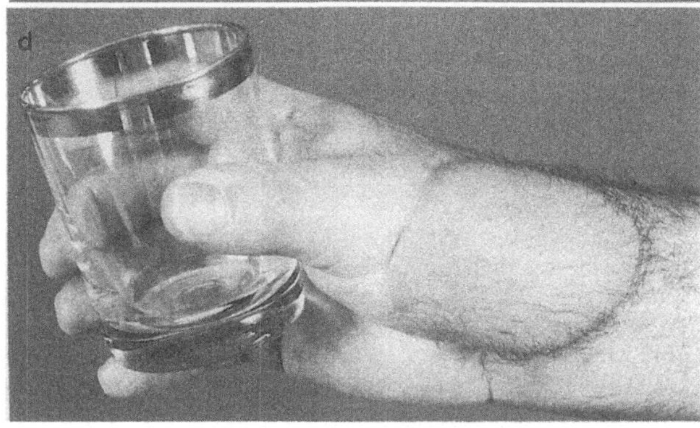

Abb. 4a–d. R. W., männlich, 39 Jahre; Rezidiv eines Synovialsarkoms G2 am Daumensattelgelenk streckseitig. Stadium II B nach Enneking.
a. Intraoperativer Situs während der Tumorpräparation.
b. Intraoperativer Situs nach Tumorentfernung mit Deperiostierung und Gelenkkapselresektion.
c. Bildung eines gestielten fasciocutanen A. radialis-Lappens.
d. Weichteilbild nach 4 Monaten

geführt werden, die unter Umständen auf eine Resektion der kranialen Rippen und auf das Mediastinum ausgedehnt wird.

Bei proximalen Oberschenkeltumoren mit Befall der Inguinalregion ist die Hemipelvektomie oftmals unumgänglich, eine innere Hemipelvektomie mit Beckenersatz (Abb. 2) selten indiziert. Auch bei tiefliegenden Tumoren des Glutealbereichs mit Einmauerung des N. ischiadicus kann eine Hemipelvektomie mit Bildung eines ventralen gefäßgestielten Muskellappens notwendig werden (Abb. 5).

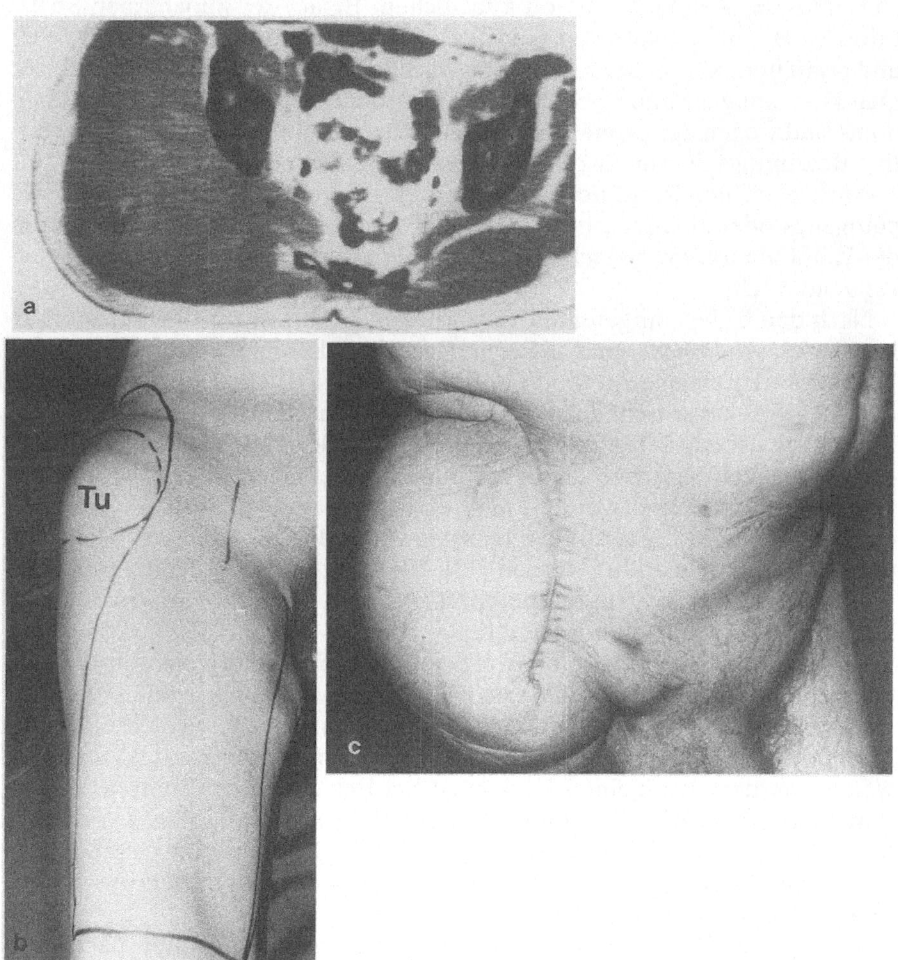

Abb. 5a–c. A. M, männlich, 55 Jahre; embryonales Rhabdomyosarkom der Glutealregion, Stadium II B nach Enneking. **a.** Praeoperatives Computertomogramm, aus dem die erhebliche Tumorausdehnung hervorgeht. **b.** Praeoperativer Situs mit angezeichneter Schnittführung. **c.** Status 4 Monate nach Hemipelvektomie und Bildung eines gefäßgestielten Haut-Muskellappens des ventralen Oberschenkels zur Defektdeckung

Die Weichteilsarkome des *Rumpfes* werden durch weite Resektionen angegangen. Eine Kompartmentresektion mit der vollständigen Entfernung großflächiger Muskelgruppen schafft sehr große Defekte, ohne daß die Zahl der Lokalrezidive wegen der Tumorausdehnung gegen das Körperinnere hin verringert wird [20].

Ausgedehnte Tumoren der *Brustwand* werden am besten so reseziert, daß zunächst die Thoraxhöhle tumorfern eröffnet und exploriert wird und dann die Entfernung der Brustwand (Muskeln/Rippen/Sternum) en bloc erfolgt. Die Art der Brustwandrekonstruktion richtet sich wesentlich nach der Lokalisation. Je mehr ventral und kaudal ein Brustwanddefekt liegt, desto eher muß die Kombination von künstlichem Ersatz der knöchernen Strukturen (z. B. mit Polyäthylen (Marlex), Marlex-Sandwich-Technik, PTFE) und gestielten oder mikrovaskulär angeschlossenen Haut-Muskellappen zur Defektdeckung gewählt werden. Bei vollständiger Entfernung des Sternums sind wegen der primär nicht erreichbaren Stabilität längere postoperative Beatmungsphasen einzukalkulieren [14, 17].

Auch nach der Resektion von Tumoren der vorderen Bauchwand wird autogenes oder synthetisches Material (Fascia lata, PTFE oder Marlex) in der Kombination mit Verschiebe- oder freien Lappen zum Defektverschluß verwendet [20].

Nach den bisher mitgeteilten Erfahrungen [7, 10] ist für die Weichteilsarkome des *Abdomens* und *Retroperitoneums* die multiviszerale en-bloc-Resektion die einzige Methode mit einer gewissen Aussicht auf Kuration. Eine R_0-Resektion ist jedoch, wie die niedrigen Überlebensraten und die hohen Lokalrezidivraten zeigen [6], in 50–75 % der Fälle nicht zu erreichen. Da die meisten Sarkome dieser Region zu erheblicher Größe heranwachsen, bevor sie erkannt werden, muß eine sogenannte „Chirurgie der Quadranten" oder eine „Chirurgie rechts oder links der Medianlinie" bei kurativem Ansatz durchgeführt werden [10]. Wird der Tumor lediglich freigelegt und von adhärenten Strukturen abpräpariert, ist mit hoher Wahrscheinlichkeit ein Lokalrezidiv zu erwarten [7].

Im oberen linken Quadranten z. B. umfaßt die Tumorresektion die Mitnahme von Organen wie Pankreas, Milz, Niere, Nebenniere und des linken Hemicolons. Im oberen rechten Quadranten kann die Hemicolektomie, die Nephrektomie, in Ausnahmefällen auch die Duodenopankreatektomie notwendig werden. Im kleinen Becken ist bei Beziehung des Tumors zu Rektum, Blase, Ureter und innerem Genitale die Exenteratio pelvis vorzunehmen. Tumoren mit Infiltration der präsakralen Nerven, von Gefäßen und des Sakrums sind manchmal nur durch eine hohe Sakrumresektion mit der Folge dauerhafter Lähmungen zu entfernen.

Eine große Zahl von Eingriffen im Abdomen muß unter palliativen Gesichtspunkten oder als Notfalloperation vorgenommen werden, um Tumorkomplikationen wie Ileus, gastrointestinale Blutung, Perforation und obstruktive Uropathie zu beherrschen oder ihnen durch Tumorverkleinerung vorzubeugen. Auch im Notfall sollte dabei wenigstens eine repräsentative Tumorbiopsie entnommen werden.

Entwickeln sich *Fernmetastasen*, stellt sich die Frage nach ihrer operativen Entfernung. Von einer Operation isolierter oder mehrerer Lungenmetastasen profitieren vor allem Patienten, deren Verdopplungszeit des Metastasenvolumens mehr als 40 Tage beträgt [15]. Wichtig ist die vollständige Entfernung aller sicht- und tastbaren Metastasen, die am besten durch eine parenchymsparende Keilresektion über eine zweizeitige Thorakotomie oder eine mediane Sternotomie erfolgt [14]. Die Überlebenswahrscheinlichkeit ab dem Zeitpunkt der Resektion wird für 1 Jahr zwischen 57 und 86 % angegeben. Bei einer Verdopplungszeit der Metastasen von weniger als 20 Tagen liegt die 1-Jahres-Überlebenszeit dagegen nur bei etwa 10 % [8, 15].

Zum Schluß dieses Abschnittes soll auf ein Problem eingegangen werden, das allen Weichteilsarkomen unabhängig von ihrer topographischen Lage gemeinsam ist: die verspätete Zuweisung in ein regionales Tumorzentrum. 35 % unserer Patienten mit Extremitätensarkomen wurden an anderen Orten voroperiert und oft erst nach langen Phasen einer „wait and see policy" oder nach Zweiteingriffen überwiesen. Steinau [23] hatte bei 65 % seiner Patienten bereits ein Lokalrezidiv zu therapieren. Auch in den USA stellt sich die Situation mit über 70 % vorbehandelten Patienten bei Extremitätensarkomen nicht anders dar [24].

In dieser Situation muß der Chirurg zunächst klären, ob andernorts eine adäquate Resektionsgrenze eingehalten wurde. Liegt sicher eine R_0-Resektion vor, wird er sich darauf beschränken können, im Rahmen der interdisziplinären Konferenz eine Therapiestrategie mit zu entwickeln. Ist eine R_1- oder R_2-Resektion vorausgegangen, sollte so rasch als möglich die kompartmentgerechte R_0-Resektion angestrebt werden. Dies gilt im Prinzip auch beim Vorliegen eines Lokalrezidivs; auf spezielle chirurgische Probleme und Therapiekonzepte wird im Beitrag von P. Schlag (s. S. 102 ff.) näher eingegangen.

Ergebnisse

Die Ergebnisse der chirurgischen Therapie von Weichteilsarkomen sind nur mit Einschränkungen zu werten. Bei der insgesamt geringen Häufigkeit dieser Tumorgruppe umfassen viele Studien eine relativ kleine Fallzahl; Tumorgrad, Tumorsitz und Tumorstadium sind oft nicht vergleichbar und die Behandlungsprotokolle differieren erheblich.

Als ein gewisser Maßstab für die Qualität des chirurgischen Vorgehens kann die Lokalrezidivrate gelten. Historische Kontrolle aus den 40er und frühen 50er Jahren erreichten nur in etwa 20–40 % der Fälle lokale Tumorfreiheit [13]. Mit der Entwicklung der Grundsätze kompartmentgerechten Resezierens stiegen die lokalen Kontrollraten erheblich an. So erzielten Enneking [5] und Shiu [22] bei Extremitätensarkomen allein durch entsprechende Resektionstechniken ohne zusätzliche Therapie eine lokale Kontrollrate von 83 % bzw. 82 %, wobei die radikale Resektion der Amputation vergleichbar war. Die Amputationsrate war mit 54 % bzw. 47 % allerdings noch hoch. Lokale Rezidive, die – aus genereller Erfahrung – zu über 80 %

innerhalb der ersten 2 Jahre entstanden, waren deutlich an die Tumorfreiheit der Absetzungsränder gekoppelt: Bei radikaler Resektion betrug die Rezidivrate 5 %, bei marginaler oder eingeschränkt weiter Resektion 89 %.

In den 70er und frühen 80er Jahren wurden die Möglichkeiten der plastischen und rekonstruktiven Chirurgie soweit entwickelt und standardisiert, daß die Zahl von Amputationen zugunsten einer gliedmaßenerhaltenden weiten Resektion deutlich zurückging. Durch die Kombination mit einer prä-/postoperativen Strahlentherapie blieb die lokale Kontrollrate von 80–85 % auch bei hochmalignen Extremitätensarkomen erhalten.

Bei Sarkomen des Körperstammes und des Retroperitoneums ist die lokale Tumorfreiheit wesentlich seltener zu erzielen. Die Lokalrezidivrate bei primären retroperitonealen Tumoren wird zwischen 30 % und 75 % angegeben [6]. Auch für den Körperstamm liegt sie mit 40–60 % deutlich höher als bei den Extremitätensarkomen.

Nach Ansicht der meisten Autoren [6, 19] stellt das Lokalrezidiv einen negativen Prognosefaktor für das Überleben dar. Nur einzelne Autoren [18, 24] sehen das Lokalrezidiv zwar als mit einer verzögerten Überlebenszeit verbunden, darin aber eher Ausdruck als Ursache der schlechten Prognose. Unabhängig davon wird übereinstimmend betont, wie wichtig das chirurgische Vorgehen zur lokalen Tumorkontrolle ist, wie hoch auch heute noch die Zahl von erst sekundär den Zentren überwiesenen Patienten ist und welche gravierenden Auswirkungen ein Lokalrezidiv auf die Lebensqualität der Patienten haben kann.

Als 5-Jahres-Überlebenszeiten werden für niedrig maligne Weichteilsarkome (G1) 76–93 %, für intermediäre maligne Formen (G2) 56–67 % und für hochmaligne Tumoren (G3) 23–38 % angegeben [6, 8]. Vor allem Weichteilsarkome an den Extremitäten und mit niedrigem Malignitätsgrad können heute als potentiell heilbare Tumoren angesehen werden. Für alle Lokalisationen und Malignitätsgrade gilt u. E., daß die Überlebenszeiten, die Lokalrezidivrate und die funktionellen Ergebnisse verbessert werden können, wenn statt der bisher noch häufig geübten Praxis des „Anoperierens" beim Verdacht auf ein Weichteilsarkom primär eine tumorerfahrene interdisziplinäre Arbeitsgruppe konsultiert wird. Das Beispiel der Behandlung von malignen Knochentumoren in Zentren unter Beachtung international erarbeiteter Operationsstandards und multimodaler Behandlungskonzepte zeigt, daß eine frühe Diagnosestellung und ein stadienadaptiertes Therapiekonzept.eine deutliche Erhöhung der Heilungschancen bewirken können.

Literatur

1. Arbeit IM, Hilaris BS; Brennan MF (1987) Wound complications in the multimodality treatment of extremity and superficial truncal sarcomas. J Clin Oncol 5: 480–488
2. Ball AB, Fisher C, Pittam M, Watkins RM, Westbury G (1990) Diagnosis of soft tissue tumours by tru-cut biopsy. Br J Surg 77: 756–758
3. Bruch HP, Schlag P (1990) Weichgewebstumoren-Strategie der Therapie Akt chir 25: 2–10

4. Eilber FR, Morton DL, Sondak VK, Economou IS (eds) (1987) The soft tissue sarcomas. Grune and Stratton, Orlando New York
5. Enneking WF (1983) Musculoskeletal tumor surgery. Churchill Livingstone, New York London Melbourne
6. Enzinger FM, Weiss SW (1988) Soft tissue tumors. C V Mosby, St. Louis Washington Toronto
7. Fortner JG, Martin S, Hajdu S, Turnbull A (1981) Primary sarcoma of the retroperitoneum. Seminar Oncol 8: 180–184
8. Fuchs R (1988) Weichteilsarkome – ein multimodales Behandlungskonzept Onkologisches Forum für Chemotherapie 1: 1–16
9. Gaakeer HA, Albus-Lutter CWE, Gortzak E, Zoetmulder FA (1988) Regional lymph node metastases in patients with soft tissue sarcomas of the extremities, what are the therapeutic consequences? Europ J Surg oncol 14: 151–156
10. Horn J (1987) Operationstechnik bei retroperitonealen Tumoren. Chirurg 58: 441–449
11. Issels RD, Mittermüller H, Wilmanns W (1991) Regionale Tiefenhyperthermie in der Onkologie Dt Ärztebl 88: B 145– B 153
12. Lawrence W, Neifeld IP, Terz II (1983) Manual of soft-tissue tumor surgery. Springer, Berlin Heidelberg New York Tokyo
13. Mazanet R, Antman K (1991) Sarcomas of soft tissue and bone. Cancer 68: 463–473
14. Merkle NM, Isele G, Vogt-Moykopf I (1988) Die chirurgische Therapie der Brustwandtumoren. Chirurg 59: 248-255
15. Morton DL, Joseph WL, Ketcham AS (1973) Surgical resections and adjunctive immunotherapy for selected patients with multiple pulmonary metastases. Ann Surg 178: 360–365
16. Mutschler W (1992) Tumoren des Stütz- und Bewegungssystems. In: Krück F, Kaufmann W, Wilmanns W, Bünte H, Gladtke E, Tölle R (Hrsg) Therapie-Handbuch, 4. Auflage. Urban und Schwarzenberg, München Wien Baltimore (im Druck)
17. Pairolero PC, Arnold PG (1985) Chest wall tumors. J Thorac Cardiovasc Surg 90: 367–372
18. Röser B (1987) Prognosis in soft tissue sarcoma. Acta orthop scand 58, Suppl 225
19. Rydholm A (1983) Management of patients with soft-tissue tumors. Acta orthop scand 54, Suppl 203
20. Schumpelick V, Winkeltau G, Thoma G, Rüther A, Kupczyk-Joeris D (1987) Operationstechnik bei Weichgewebssarkomen am Rumpf. Chirurg 58: 463–469
21. Schwamborn J, Pfreundschuh M (1992) Update Onkologie '91. Med Klinik 87: 28–38
22. Shiu MH, Brennan MF (1989) Surgical management of soft tissue sarcoma. Lea and Febiger, Philadephia
23. Steinau HU, Biemer E (1985) Plastisch-chirurgische Rekonstruktionsmöglichkeiten bei gliedmaßenerhaltender Resektion maligner Weichgewebstumoren der Extremitäten. Chirurg 56: 741–745
24. Stotter AT, A'Hern RP, Fisher C, Mott AF; Fallowfield ME, Westbury G (1990) The influence of local recurrence of extremity soft tissue sarcoma on metastasis and survival. Cancer 65: 119–1129
25. Sugarbaker PH, Nicholson TH (1984) Atlas of extremity sarcoma surgery. J.B. Lippincott, Philadelphia
26. Suit HD, Mankin HJ, Schiller AL (1985) Results of treatment of sarcoma of soft tissue by radiation and surgery at Massachusetts General Hospital. Cancer Treat Symp 3: 43–47
27. Weber U, Müller K (1983) Periphere Weichteiltumoren. Thieme, Stuttgart New York

Standardisierung und Weiterentwicklung pathologischer Diagnostik bei Weichteilsarkomen*

D. Harms und D. Schmidt

Einleitung

Die Morphologie der Weichteilsarkome ist ein weites, unübersichtliches Feld, voller Fallstricke und Irrwege. Obwohl die meisten Tumortypen gut definiert sind, bereiten deren Diagnostik und Kategorisierung in der Praxis doch häufig mehr Schwierigkeiten, als es Kliniker glauben oder wahrhaben mögen. Von diesen, manchmal desillusionierenden Schwierigkeiten wird zunächst die Rede sein. Im dann folgenden Abschnitt sollen die Fortschritte in der Diagnostik, wie sie insbesondere durch die Immunhistochemie erzielt wurden, dargelegt und kritisch diskutiert werden, und abschließend seien – mit einigem Optimismus gesehen – einige Perspektiven aufgezeigt, wie man die Sarkome und deren biologisches Verhalten in Zukunft noch besser wird verstehen können.

Schwierigkeiten bei der Standardisierung der pathologischen Diagnostik von Weichgewebsmalignomen

Bei den Weichteilsarkomen ist es schwierig, die pathologisch-anatomische Diagnostik zu standardisieren. Die wichtigsten Gründe hierfür sind:

1. Die erhebliche, zum Teil chamäleonartige Variabilität mancher an sich gut definierter Tumortypen. Diese Variabilität kann die Tumorzellen selbst sowie deren Anordnung (Muster/Pattern) betreffen. So präsentieren sich etwa embryonale Rhabdomyosarkome zytologisch als wechselnd zytoplasmareiche rund-, spindel- oder pleomorphzellige Tumoren, können locker oder/und kompakt strukturiert sein, sich als botryoide Tumoren über die betroffene Schleimhautoberfläche vorbuckeln oder – häufiger – als solide Tumorknoten mehr zur Tiefe hin wachsen. Hinzu kommt, daß viele Rhabdomyosarkome in sich selbst wieder unterschiedliche Differenzierungsmuster zeigen, wenn sie etwa an einer Stelle spindelzellig, fibrosarkomartig, an einer anderen überwiegend rundzellig sind.

* Die eigenen Untersuchungen erfolgten mit freundlicher Unterstützung durch die Deutsche Leukämie-Forschungshilfe.

2. Bestimmte, wohl definierte histologische Muster sind zwar häufig Tumor-typ-charakteristisch, aber keineswegs für einen bestimmten Tumortyp beweisend. So ist das alveoläre Rhabdomyosarkom durch alveolenartige Hohlräume charakterisiert, die in Verbindung mit zytologischen Befunden oft sogar eine Blickdiagnose gestatten; dessen ungeachtet sind jedoch alveoläre Muster bei einer Reihe von anderweitigen Tumoren verschiedener Histogenese möglich, etwa in malignen Rhabdoidtumoren des Weichgewebes, alveolären Weichteilsarkomen, malignen peripheren neuroektodermalen Tumoren und germinomatösen Keimzelltumoren. Eine noch größere Zahl von Weichgewebstumoren kann hämangioperi-zytomatöse Gefäßmuster aufweisen: Unter anderem Leiomyosarkome, infantile Myofibromatosen, mesenchymale Chondrosarkome, maligne Schwannome, embryonale Rhabdomyosarkome, Synovialsarkome, maligne Mesotheliome, Fibrosarkome und infantile Hämangioendotheliome, so daß die Zahl der Tumoren mit hämangioperizytomatösen Muster weitaus größer ist als die der „echten" Hämangioperizytome selbst. Das sehr seltene echte Hämangioperizytom zeigt gleichmäßig über den Tumor verteilte Gefäße, zwischen die die Perizyten dann, jeweils von Gitterfasern umgeben, wie hineingegossen erscheinen.
3. Es können bestimmte Weichteilmalignome biphasisch, teils wie ein Sarkom, teils wie ein Karzinom, strukturiert sein, wie die biphasischen Synovialsarkome und die biphasischen malignen Mesotheliome, wobei die jeweiligen Komponenten von Tumor zu Tumor, aber auch innerhalb eines einzigen Tumorpräparates quantitativ unterschiedlich stark entwickelt sind. Rein sarkomatöse und nahezu rein karzinomatöse Differenzierungsmuster bilden bei diesen Tumoren die Extreme eine Kontinuums, das nur schwer in Maß und Zahl zu erfassen ist.
4. Weichteilmalignome enthalten nicht selten heterologe Elemente. Dies ist am häufigsten bei malignen Schwannomen zu beobachten (15–28 % dieser Tumoren nach Woodruff 1991), wobei durch divergente Differenzierung sowohl epitheliale als auch mesenchymale Strukturen entstehen können. Beispiele hierzu wären maligne glanduläre Schwannome (Woodruff 1976) (Abb. 1 a und b), maligne Schwannome mit chondrosarkomatösen und /oder osteosarkomatösen Foci und – am bekanntesten – maligne Schwannome mit rhabdomyosarkomatöser Differenzierung, die sog. malignen Triton-Tumoren (Abb. 2).
5. Heterologe bzw. divergente Differenzierungen in Weichteiltumoren erschweren nicht nur deren Diagnostik und Standardisierung, sondern führen zwangsläufig zu der Frage nach den Ursprungszellen dieser Tumoren und somit nach der Histogenese der Weichteilmalignome überhaupt. Die Ursprungs- bzw. Stammzellen der meisten Weichgewebsmalignome sind nicht bekannt. Postuliert werden primitive mesenchymale oder neuroektodermale Stammzellen, die prinzipiell noch pluripotent sind, sich also in verschiedene „Richtungen" bzw. Zelltypen differenzieren können.

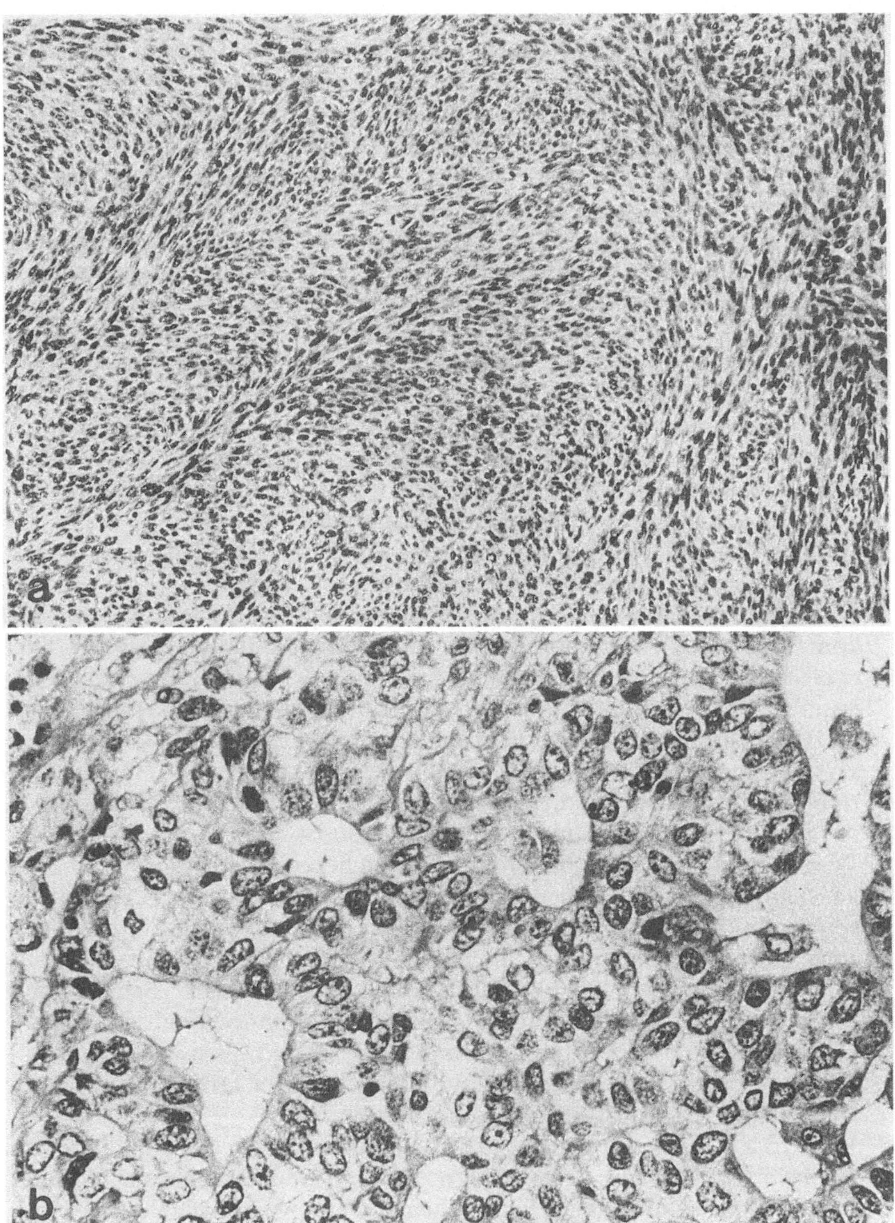

Abb. 1a,b. Malignes glanduläres Schwannom des Mediastinums. **a** Spindelzelliger, fibrosarkomähnlicher Tumor mit mitotischer Aktivität. **b** Drüsig differenziertes Tumorareal mit Kernatypien und Mitosen, an ein Adenokarzinom erinnernd. a und b: KT 4/84, 13 Jahre alter Junge. **a** HE, x120; **b** PAS, ×280

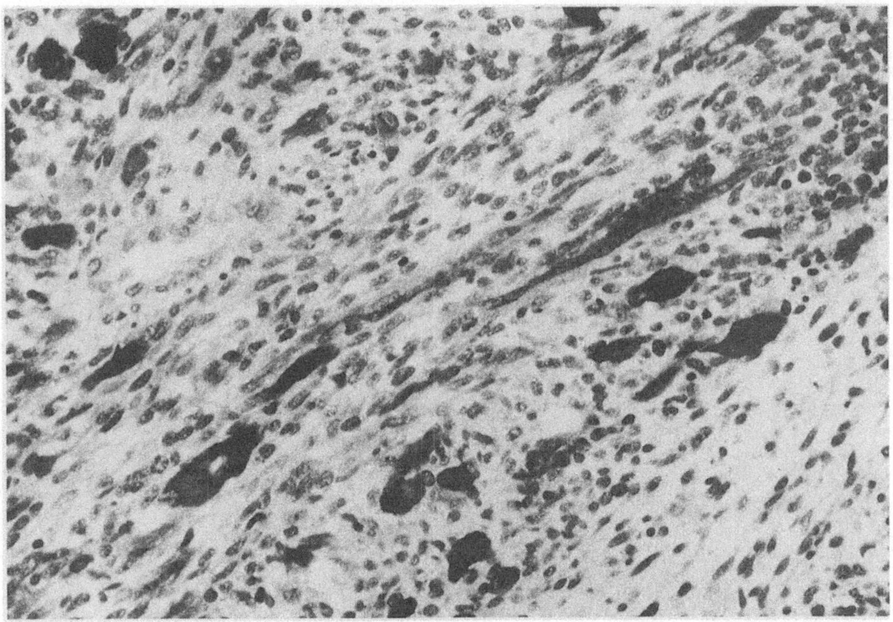

Abb. 2. Malignes Schwannom mit etlichen Rhabdomyoblasten: Sog. maligner Tritontumor. Rhabdomyoblasten, teils rundlich, teils länglich. Starke Desminexpression (im Bild schwarz angefärbtes Reaktionsprodukt). KT 471/86, 5 Jahre alter Junge. Immunhistochemie, PAP-Methode, ×280

Insofern ist nicht nur bei der Gruppe „Tumoren von ungesicherter Histogenese, jedoch von charakteristischer Histologie" (Enzinger und Weiss 1988), zu denen alveoläre Weichteilsarkome, epithelioide Sarkome, Klarzellensarkome, extraossäre Ewing-Sarkome und maligne extrarenale Rhabdoidtumoren zählen, die histogenetische Zuordnung ungeklärt, sondern darüber hinaus auch und tatsächlich bei den meisten anderen Weichgewebssarkomen, *auch* wenn deren Bezeichnungen eine histogenetische Ableitung vortäuschen mögen. Termini, wie Rhabdomyosarkom, Synovialsarkom und malignes fibröses Histiozytom implizieren zwar eine Entstehung aus Skelettmuskulatur, Synovialis bzw. Fibroblasten und Histiozyten, was aber keineswegs erwiesen, vielmehr nach neuerer Erkenntnis falsch ist (s. Katenkamp und Raikhlin 1985). Diese Termini charakterisieren vielmehr bestimmte Tumorphänotypen, so daß die vermeintliche histogenetische Weichteiltumorklassifikation überwiegend auf dem jeweils erkennbaren oder dominierenden Phänotyp basiert, realiter also eine phänotypische Klassifikation darstellt. Ein embryonales Rhabdomyosarkom ist z. B. dem Wesen nach ein primitives Weichteilsarkom mit einem wechselnd großen Anteil von differenzierten Rhabdomyoblasten, ein Sarkom, das histologisch mithin an embryonale Skelettmuskulatur erinnert (Abb. 3), aber dessen ungeachtet kein Sarkom ist, das aus primitiver embryonaler Skelettmuskulatur entstehen würde.

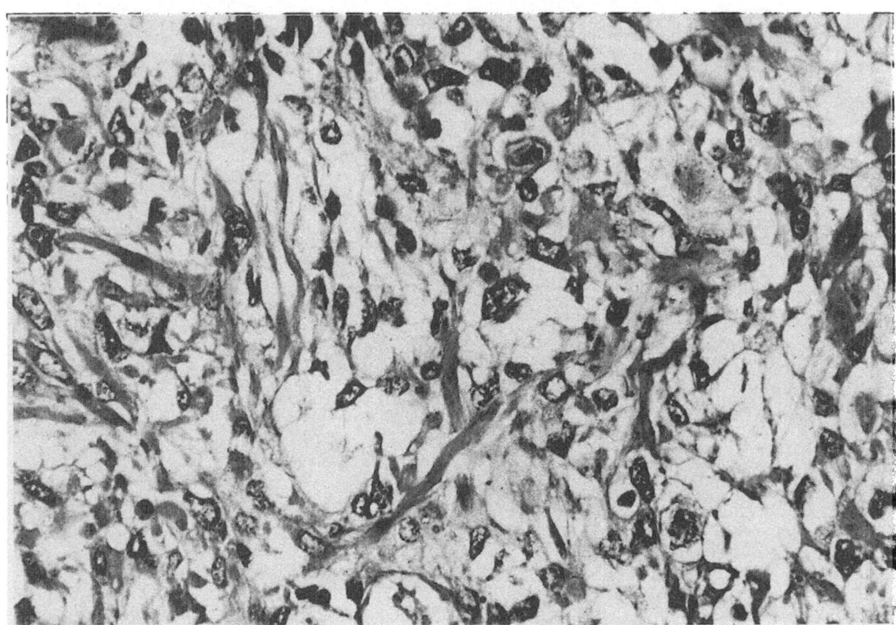

Abb. 3. Embryonales Rhabdomyosarkom. Teils rund-, teils spindelzelliger Tumor. Z. T. lange zytoplasmatische Fortsätze. Tumorgewebe erinnert an primitive embryonale Skelettmuskulatur. KT 534/81, 4 Jahre alter Junge. Goldner, ×350

Diese Situation wurde, wie folgt, paraphrasiert: „Phenotype is a matter of fact, histogenesis is a matter of opinion" (Kempson und Hendrickson 1990).

Fortschritte bei der Standardisierung der pathologischen Diagnostik von Weichteilmalignomen

Trotz der Schwierigkeiten bei der histogenetischen Ableitung der Weichgewebsmalignome und in Kenntnis der Variabilität gut bekannter Tumortypen ist es gelungen, die pathologisch-anatomische Diagnostik dieser Tumoren zu präzisieren und zu standardisieren. Dazu haben vor allem die WHO-Klassifikation für die Weichteiltumoren (Enzinger et al. 1969) und die sorgfältige Sammlung und wissenschaftliche Auswertung von Tumorpräparaten, zunächst durch Stout, dann vor allem durch Enzinger, beigetragen. Frucht dieser Arbeit sind die Tumoratlanten des Armed Forces Institute of Pathology über „Tumors of the soft tissues" (Zweite Serie: Stout und Lattes, 1967) und die zwei Auflagen des monumentalen Werkes „Soft Tissue Tumors" von Enzinger und Weiss (1983, 1988).

Die moderne Methodologie, insbesondere die Immunhistochemie, hat zu einer weiteren Präzisierung und Standardisierung der Weichteiltumordiagnostik geführt, so daß immunhistochemische Untersuchungen derzeit

Tabelle 1. Wichtigste immunhistochemische „Marker" für die Diagnostik und Differentialdiagnostik von Weichteilmalignomen

- Intermediärfilamente, besonders Desmin, Vimentin und Zytokeratine
- Myoglobin
- Muskelspezifisches Aktin (HHF 35)
- Protein S-100
- Neuronenspezifische Enolase (NSE)
- Chromogranin A
- Epitheliales Membranantigen (EMA)
- F VIII-assoziiertes Antigen
- Panleukozytäres Antigen
- KiM1
- Ki 1-Antigen

bereits zum unverzichtbaren diagnostischen Standardrepertoire gehören (s. .u. a. Altmannsberger et al. 1981, 1982; Brooks 1982; Erlandson 1984; Harms und Schmidt 1986; Miettinen et al. 1982, 1984; Mukai et al. 1990; Roholl et al. 1985).

Die wichtigsten immunhistochemischen Färbungen (Tabelle 1) erstrecken sich auf die Intermediärfilamente, unter denen für die Weichteiltumordiagnostik Desmin, Zytokeratine und Vimentin am nützlichsten sind. Desmin

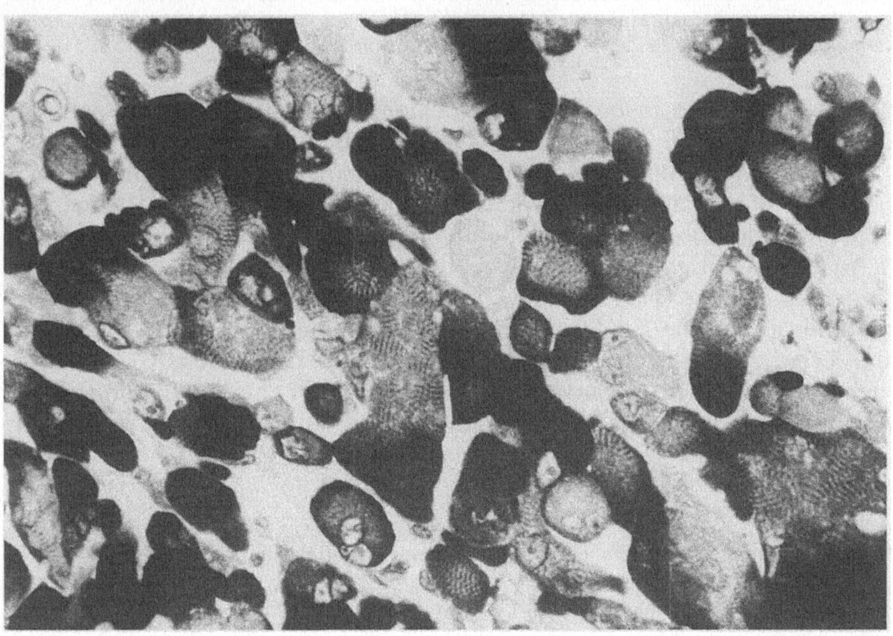

Abb. 4. Gut differenziertes embryonales Rhabdomyosarkom mit deutlicher, fingerbeerenleistenartiger Querstreifung und starker Desminexpression (im Bild schwarz angefärbtes Reaktionsprodukt). KT 115/91, 1 1/2 Jahre altes weibliches Kleinkind. Immunhistochemie, APAAP-Methode, ×350

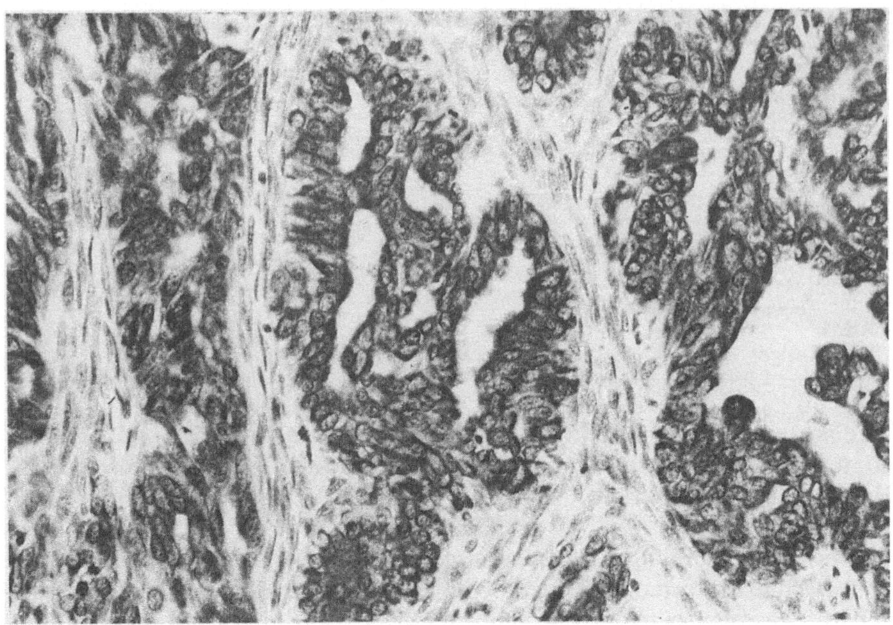

Abb. 5. Biphasisches Synovialsarkom. Epitheliale Tumorkomponente Zytokeratin-positiv (im Bild dunkel angefärbt) und drüsige Strukturen bildend. Fibroblastische Komponente spindelzellig und Zytokeratin-negativ (hell). KT 416/86, 19 Jahre alter Mann. Immunhistochemie, PAP-Methode, ×280

etwa findet sich in myogenen Tumorzellen, besonders in Rhabdomyosarkomzellen (Abb. 4), Zytokeratine kommen z. B. in epithelioid differenzierten Arealen von Synovialsarkomen (Abb. 5), in malignen diffusen Mesotheliomen und in epithelioiden Weichteilsarkomen vor, während Vimentin-Expression praktisch allen Weichteiltumoren gemeinsam ist.

Weitere, wichtige immunhistochemische Färbungen erstrecken sich auf Myoglobin, muskelspezifisches Aktin und sog. neurale Marker, unter diesen neuronenspezifische Enolase (NSE), S-100 Protein, Leu 7 und Chromogranin, ferner zum Nachweis des epithelialen Membranantigens EMA sowie, wenn es um die Identifikation tumoröser leukämischer oder lymphomatöser Weichgewebsinfiltrate geht, das panleukozytäre Antigen. Diese Liste ist keineswegs komplett. Weitere Färbungen können von Fall zu Fall notwendig werden.

Tabelle 2. Kritische Beurteilung immunhistochemischer Befunde

– Kein immunhistochemischer Befund ist absolut diagnostisch
– Ko- und Pseudokoexpressionen von Intermediärfilamenten. Atypische, „aberrante" bzw. „divergente" Markerexpressionen. „Neue" Antigene während Tumorentwicklung. Qualität des Untersuchungsgutes (Fixierung; Nekrosen)
– Sensitivität der Methodik

Man hat es auch gelernt – und das ist ein weiterer Fortschritt bei der Standardisierung der Diagnostik (Tabelle 2) –, immunhistochemisch gefärbte Präparate kritisch zu interpretieren (Erlandson 1984; Brooks 1990) und dabei zu bedenken, daß zytologische, konventionell histologische und immunhistochemische Befunde grundsätzlich miteinander kompatibel sein müssen. Keine immunhistochemische Färbung ist spezifisch. Mehr Tumoren als früher angenommen, zeigen echte und Pseudokoexpressionen von Intermediärfilamenten, und einige Tumoren präsentieren sich mit „atypischen", „aberranten" bzw. „divergenten" Expressionen (Brooks 1990).

Ferner können nach Änderung der Differenzierung (durch Mutation und Selektion neuer Tumorzellsubpopulationen) „neue" Antigene auftreten: Sog. Antigen shift phenomenon (Brooks 1986), letzteres etwa, wenn ein Leiomyosarkom oder ein malignes Schwannom durch sog. Dedifferenzierung in maligne fibröse Histiozytome übergehen und dann die Fähigkeit zur Expression von Desmin bzw. S-100 Protein gewissermaßen „verlieren".

Endlich ist auch die Sensitivität der jeweils angewendeten Methodik zu berücksichtigen: So ist die alkalische Phosphatase-Antialkalische-Phosphatase (APAAP)-Reaktion (Cordell et al. 1984) gegenüber der Peroxidase-Antiperoxidase (PAP)-Reaktion (Sternberger et al. 1970) viel sensitiver. Der Vorteil der APAAP-Methode beruht auf ihrer großen Sensitivität, aufgrund derer auch wenig differenzierte Tumoren immunhistochemisch etikettiert werden; der Nachteil dieser Methode besteht darin, daß sog. „zusätzliche", „nicht erwartete" Expressionen nachweisbar werden und den unkritischen Diagnostiker dann leicht auf die falsche Spur führen können.

Immunhistochemische Untersuchungen unserer Arbeitsgruppe an jeweils größeren Serien verschiedener Weichgewebsmalignome unter Verwendung eines Panels von mono- und polyklonalen Antikörpern haben dazu beigetragen, das immunhistochemische Profil von Rhabdomyosarkomen (Schmidt et al. 1990a), (Tabelle 3) malignen Schwannomen (Schmidt et al.

Tabelle 3. Immunhistochemische Befunde an Rhabdomyosarkomen (Nach Schmidt et al. 1990a)

	Positiv	
	[n]	[%]
Vimentin	75/88	85,2
Desmin	82/85	96,5
Aktin	83/88	94,3
Myoglobin	40/88	45,5
Neuronenspezifische Enolase	41/80	51,2
Protein S-100	45/90	50,0
Zytokeratine (Kl 1)	14/90	15,6
Leu 7*	28/77	36,4

* Ein wesentlicher Unterschied hinsichtlich der Markerexpressionen bei embryonalen und alveolären Rhabdomyosarkomen fand sich nur für Leu 7 (HNK-1): 26/44 alveoläre, jedoch nur 2/33 embryonale Rhabdomyosarkome waren Leu 7-positiv

1990 b), Synovialsarkomen (Schmidt et al. 1991 a), Ewing-Sarkomen und malignen peripheren neuroektodermalen Tumoren (Schmidt et al. 1985, 1989 a, 1991 b), malignen Rhabdoidtumoren (Schmidt et al. 1989 b) sowie epithelioiden Weichteilsarkomen (Schmidt und Harms 1987) zu bestimmen. Dabei hat sich herausgestellt, daß bestimmte Markerkonstellationen zwar für bestimmte Tumortypen charakteristisch sind, daß sämtliche Tumorgruppen jedoch in einem wechselnd großen Prozentsatz unerwartete bzw. „aberrante" Antigene exprimierten, so Rhabdomyosarkome und Synovialsarkome in mehr als der Hälfte der Fälle mindestens einen sog. neuralen Marker, während Zytokeratine, außer bei Synovialsarkomen, nicht selten auch in Rhabdomyosarkomen (vgl. Miettinen und Rapola 1989), malignen Schwannomen, Ewing-Sarkomen, malignen peripheren neuroektodermalen Tumoren, malignen Rhabdoidtumoren und epithelioiden Sarkomen nachgewiesen werden konnten (Tabelle 4).

Derartige Untersuchungen, die für die Diagnostik und Differentialdiagnostik von Weichteiltumoren ohne Frage wertvoll sind, können unter Umständen aber auch Hinweise zur Prognose und damit zur Abgrenzung prognostisch relevanter Tumorvarianten geben.

Das läßt sich am Beispiel der Tumoren aus der Ewing-Sarkomgruppe belegen: Klassische Ewing-Sarkome und maligne periphere neuroektodermale Tumoren (MPNT) bzw. periphere Neuroepitheliome, letztere sich bei konventioneller Färbung häufig als extraossäre Ewing-Sarkome darstellend, sind histogenetisch miteinander verwandt. Sie zeigen gemeinsam eine charakteristische Chromosomenanomalie ((t)(11; 22)(q24; q12)) (Turc-Carel et al. 1984; Whang-Peng et al. 1986), identische Protoonkogenmuster (McKeon et al. 1988), exprimieren beide das für Ewing-Sarkome typische Antigen MIC 2 (Ambros et al. 1991), unterscheiden sich aber dennoch hinsichtlich Klinik und Prognose. Grenzt man die MPNT vom Ewing-Sarkom

Tabelle 4. Zytokeratine in verschiedenen Weichteilmalignomen (Immunhistochemie, monoklonaler Antikörper Kl 1)

	Positiv	
	[n]	[%]
Rhabdomyosarkome	14/90	15,6
– embryonal	7/43	16,3
– alveolär	7/47	14,9
MPNT*	2/24	8,3
Ewing-Sarkome	2/59	3,4
Synovialsarkome	17/18	94,4
Maligne Schwannome	5/31	16,1
Maligner extrarenaler Rhabdoidtumor	3/5	60,0
Epithelioides Weichteilsarkom	6/6	100,0

* MPNT = Maligner peripherer neuroektodermaler Tumor

ab und postuliert für die Diagnose MPNT den Nachweis der Expression von mindestens zwei sog. neuralen Makern oder/und von Pseudorosetten, dann ist die Prognose bei MPNT signifikant ungünstiger als bei klassischen Ewing-Sarkomen (Überlebensraten 45 versus 60% (Schmidt et al. 1991 b).

So wird man unter den gegenwärtigen Therapiemodalitäten zwischen Ewing-Sarkom und MPNT aus pragmatisch-prognostischen Gründen unterscheiden müssen, auch wenn diese Tumoren lediglich die Extreme eines Spektrums bilden mögen mit zunehmender neuraler Differenzierung „in Richtung" MPNT.

Weiterentwicklung der Weichteiltumordiagnostik und Ausblick

Zytogenetische Untersuchungen (Tabelle 5) haben wesentlich dazu beigetragen, bestimmte Weichteiltumoren als Entitäten zu charakterisieren, dies ungeachtet des noch ungeklärten Stammzellproblems (Übersicht: Sandberg und Turc-Carel 1987).

So wurden nicht nur für Ewing-Sarkome (Turc-Carel et al. 1984; Whang-Peng et al. 1986), sondern für weitere Weichteiltumoren typische Chromosomentranslokationen gefunden. Für alveoläre Rhabdomyosarkome ist eine (t)(2; 13)(q37; q14) Translokation nahezu beweisend (Turc-Carel et al. 1986a; Wang-Wuu et al. 1988), bei Synovialsarkomen findet sich eine (X; 18)(p11.2; q11.2) Translokation (Turc-Carel et al. 1986 b) und bei myxoiden Liposarkomen die Konstellation (t)(12; 16)(q13; p11) (Limon et al. 1986).

Es steht zu erwarten, daß molekularbiologische Untersuchungen die Standardisierung der Tumordiagnostik noch einen wesentlichen Schritt weiterbringen wird. Erwähnt sei hier der Nachweis des Verlustes der Heterozygosität am Chromosom 11 bei embryonalen Rhabdomyosarkomen, nicht jedoch bei alveolären Rhabdomyosarkomen (Scrable et al. 1989). Mit Hilfe von Zytogenetik und Molekularbiologie konnte also gezeigt werden, daß alveoläre und embryonale Rhabdomyosarkome dem Wesen nach zwei voneinander verschiedene Tumortypen, nicht nur zwei Varianten eines Tumortyps sind! Insbesondere die Molekularbiologie wird in naher Zukunft sicher

Tabelle 5. Typische Chromosomenanomalien bei Weichgewebsmalignomen*

Alveoläres Rhabdomyosarkom	t (2; 13)	(q37; q14)
Ewing-Sarkom und MPNT	t (11; 22)	(q24; q12)
Synovialsarkom	t (x; 18)	(p11.2; q11.2)
Myxoides Liposarkom	t (12; 16)	(q13; p11)

* cf. Sandberg u. Turc-Carel (1987)

zahlreiche neue Befunde zutage bringen, aufgrund derer das biologische Verhalten auch der Weichteiltumoren besser verständlich werden wird.

Wenn eine Tumordiagnostik das Ziel hat, Diagnosen mit prognostischer Aussagekraft zu stellen und dies unter den Bedingungen der modernen Therapie, dann werden sicher auch Chemosensitivitäts- und -Resistenzuntersuchungen (Dietel 1991) an einer größeren Serie von Weichteilmalignomen erforderlich sein. Offensichtlich verfügen auch Sarkomzellen über verschiedene Abwehr- bzw. Anpassungsmechanismen gegenüber zytotoxisch wirkenden Medikamenten. Das P-170 Glykoprotein z. B. ermöglicht es den Tumorzellen, bestimmte Zytostatika aus dem Zellinneren herauszupumpen. Dieser P-170 assoziierte Mechanismus läßt sich auch in Sarkomzellen nachweisen. Wir konnten jedoch zeigen, daß P-170 Glykoproteinexpression, immunhistochemisch in Schnittpräparaten nachgewiesen, nicht mit der Therapieantwort korreliert, d. h., der Therapieresponse läßt sich durch P-170 Bestimmungen in Tumorbiopsien nicht voraussagen (Leuschner et al. 1991). Zu analogen, Resultaten sind auch Axiotis und Mitarbeiter (1991) sowie Hijazi und Mitarbeiter (1991) gekommen.

Diese Resultate sind also vorerst enttäuschend. Wahrscheinlich wird es aber nur gelingen, eine prognostisch aussagekräftige Chemosensitivitäts- und -Resistenzbestimmung an Tumorgewebsproben zu erhalten, wenn man mit einem breiten methodologischen Spektrum die Resultante sämtlicher und in sich wiederum heterogener Anpassungsmechanismen bestimmt, über die Sarkomzellen verfügen. Bis zu einer Standardisierung einer derart funktionell orientierten Tumordiagnostik ist es noch ein weiter Weg.

Zusammenfassung

Die Schwierigkeiten bei der Standardisierung der pathologisch-anatomischen Diagnostik von Weichgewebsmalignomen beruhen auf der großen Variabilität der Tumormorphologie. Kein histologisches Muster ist Tumortyp-beweisend; Sarkome können biphasisch strukturiert sein und heterologe Elemente enthalten. Für die Mehrzahl der Sarkome sind die Ausgangszellen nicht bekannt, so daß die Tumorklassifikation realiter nicht auf der Histogenese, sondern überwiegend auf dem dominierenden Phänotyp der Tumorzellen basiert.

Dessen ungeachtet wurden durch Sammlung und sorgfältige wissenschaftliche Auswertung von Tumorpräparaten erhebliche Fortschritte in Klassifikation und Standardisierung der Tumortypen erzielt. Wesentlich hat auch die moderne Immunhistochemie dazu beigetragen, die Sarkome sicherer zu erkennen, zu standardisieren und zu klassifizieren. Mit Hilfe von Zytogenetik, Molekularbiologie und Chemosensitivitäts- bzw. Resistenzbestimmungen wird es in Zukunft noch besser gelingen, die einzelnen Tumorentitäten präziser zu definieren und möglicherweise therapierelevante prognostische Aussagen zu formulieren.

Literatur

1. Altmannsberger M, Osborn M, Schauer A, Weber K (1981) Antibodies to different intermediate filament proteins. Cell type-specific markers on paraffin-embedded human tissue. Lab Invest 45 : 427–434
2. Altmannsberger M, Osborn M, Treuner J, Hölscher A, Weber K, Schauer A (1982) Diagnosis of human childhood rhabdomyosarcoma by antibodies to desmin, the structural protein of muscle specific intermediate filaments. Virchows Arch [B] 39 : 203–215
3. Ambros IM, Ambros PF, Strehl S, Kovar H, Gadner H, Salzer-Kuntschik M (1991) MIC2 is a specific marker for Ewing's sarcoma and peripheral primitive neuroectodermal tumors. Evidence for a common histogenesis of Ewing's sarcoma and peripheral primitive neuroectodermal tumors from MIC2 expression and specific chromosome aberration. Cancer 67 : 1886–1893
4. Axiotis C, Hijazi Y, Jefferson J, Tsokos M (1991) Expression of P-glycoprotein in small round cell tumors of childhood. Lab Invest 64 : 1 P
5. Brooks JJ (1982) Immunohistochemistry of soft tissue tumors: Progress and prospects. Hum Pathol 13 : 969–974
6. Brooks JJ (1986) The significance of double phenotypic patterns and markers in human sarcomas. A new model of mesenchymal differentiation. Amer J Pathol 125 : 113–123
7. Brooks JJ (1990) Immunohistochemistry of soft tissue tumors: Uses and pitfalls. International Post-Graduate Course on Soft Tissue Tumors. Riva del Garda. 18.–21. April, 1990. Abstract Volume, pp 45–49
8. Cordell JL, Falini B, Erber WN, Ghosh AK, Zainalabideen A, MacDonald S, Pulford KAF, Stein H, Mason DY (1984) Immunoenzymatic labeling of monoclonal antibodies using immune complexes of alkaline phosphatase and monoclonal anti-alkaline phosphatase (APAAP complexes). J Histochem Cytochem 32 : 219–229
9. Dietel M (1991) What's new in cytostatic drug resistence and pathology? Pathol Res Pract 187 : 892–905
10. Enzinger FM, Weiss SW (1983) Soft tissue tumors. Mosby, St. Louis
11. Enzinger FM, Weiss SW (1988) Soft tissue tumors, 2nd ed. Mosby, St. Louis
12. Enzinger FM, Lattes R, Torloni H (1969) Histological typing of soft tissue tumours. International histological classification of tumours, No. 3. Geneva: World Health Organization
13. Erlandson RA (1984) Diagnostic immunohistochemistry of human tumors. An interim evaluation. Amer J Surg Pathol 8 : 615–624
14. Harms D, Schmidt D (1986) Spezielle Tumoren des Kindesalters. Verh Dtsch Ges Pathol 70 : 190–204
15. Hijazi Y, Tsokos M, Navarro S, Horowitz M, Axiotis C (1991) Immunohistochemical detection of p-glycoprotein in Ewing's sarcoma and peripheral neuroectodermal tumors (PNET) before and after chemotherapy. Lab Invest 64 : 5 A
16. Katenkamp D, Raikhlin NT (1985) Stem cell concept and heterogeneity of malignant soft tissue tumor – a challange to reconsider diagnostics and therapy? Exp Pathol 28 : 3–11
17. Kempson RL, Hendrickson MR (1990) What is a fibrohistiocytic tumour? In: Fletcher CDM, McKee PH (eds) Pathology of soft tissue tumours. Churchill Livingstone. Edinburgh London Melbourne New York, pp 105–140
18. Leuschner I, Schmidt D, Hoffmann H, Dietel M, Harms D (1991) Expression of p-glycoprotein in soft tissue tumors of childhood. Correlation to treatment response. J Cancer Res Clin Oncol 117 (Suppl) :97
19. Limon J, Turc-Carel C, Dal Cin P, Rao U, Sandberg AA (1986) Recurrent chromosome translocations in liposarcoma. Cancer Genet Cytogenet 22 : 92–94
20. McKeon C, Thiele CJ, Ross RA, Kwan M, Triche TJ, Miser JS, Israel MA (1988) Indistinguishable pattern of protooncogen expression in two distinct but closely related tumors: Ewing's sarcoma and neuroepithelioma. Cancer Res 48 : 4307–4311

21. Miettinen M, Rapola J (1989) Immunohistochemical spectrum of rhabdomyosarcoma and rhabdomyosarcoma-like tumors. Expression of cytokeratin and the 68-kD neurofilament protein. Amer J Surg Pathol 13 : 120–132
22. Miettinen M, Lehto VP, Badley RA, Virtanen I (1982) Expression of intermediate filaments in soft-tissue sarcomas. Int J Cancer 30 : 541–546
23. Miettinen M, Lehto VP, Virtanen I (1984) Antibodies to intermediate filament proteins in the diagnosis and classification of human tumors. Ultrastruct Pathol 7 : 83–107
24. Mukai M, Torikata C, Iri H (1990) Immunohistochemistry of soft-tissue tumours. In: Fletcher CDM, McKee PH (eds) Pathology of soft tissue tumours. Churchill Livingstone. Edinburgh London Melbourne New York, pp 165–184
25. Roholl PJM, De Jong ASH, Ramaekers FCS (1985) Application of markers in the diagnosis of soft tissue tumours. Histopathology 9 : 1019–1035
26. Sandberg AA, Turc-Carel C (1987) The cytogenetics of solid tumors. Relation to diagnosis, classification and pathology. Cancer 59 : 387–395
27. Schmidt D, Harms D (1987) Epithelioid sarcoma in children and adolescents. An immunohistochemical study. Virchows Arch [A] 410 : 423–431
28. Schmidt D, Harms D, Burdach S (1985) Malignant peripheral neuroectodermal tumours of childhood and adolescence. Virchows Arch [A] 406 : 351–365
29. Schmidt D, Harms D, Jürgens H (1989 a) Maligne periphere neuroektodermale Tumoren. Histologische und immunhistochemische Befunde an 41 Fällen. Zbl allg Pathol 135 : 257–267
30. Schmidt D, Leuschner I, Harms D, Sprenger E, Schäfer HJ (1989 b)Malignant rhabdoid tumor. A morphological and flow cytometric study. Pathol Res Pract 184 : 202–210
31. Schmidt D, Benn E, Leuschner I, Harms D (1990 b) Maligne periphere Nervenscheidentumoren im Kindes- und Adoleszentenalter. Verh Dtsch Ges Pathol 74 : 570
32. Schmidt D, Leuschner I, Moeller R, Harms D (1990 a) Immunhistochemische Befunde bei Rhabdomyosarkomen. Pathologe 11 : 283–289
33. Schmidt D, Herrmann Ch, Jürgens H, Harms D (1991 b) Malignant peripheral neuroectodermal tumor and its necessary distinction from Ewing's sarcoma. A report from the Kiel Pediatric Tumor Registry. Cancer 68 : 2251–2259
34. Schmidt D, Thum P, Harms D, Treuner J (1991 a) Synovial sarcoma in children and adolescents. A report from the Kiel Pediatric Tumors Registry. Cancer 67 : 1667–1672
35. Scrable H, Witte D, Shimada H, Seemayer T, Wang-Wuu S, Soukup S, Koufos A, Houghton P, Lampkin B, Cavenee W (1989) Molecular differential pathology of rhabdomyosarcoma. Genes, Chromosomes & Cancer 1 : 23–35
36. Sternberger LA, Hardy PH, Jr, Cuculis JJ, Meyer HG (1970) The unlabeled antibody enzyme method of immunohistochemistry. Preparation and properties of soluble antigen-antibody complex (horseradish peroxidase-antihorseradish peroxidase) and its use in identification of spirochetes. J Histochem Cytochem 18 : 315–333
37. Stout AP, Lattes R (1967) Tumors of the soft tissues. Atlas of tumor pathology, 2nd series, fasc 1. Armed Forces Institute of Pathology, Washington, DC
38. Turc-Carel C, Philip I, Berger MP, Philip T, Lenoir GM (1984) Chromosome study of Ewing's sarcoma (ES) cell lines. Consistency of a reciprocal translocation t (11; 22)(q24; q12). Cancer Genet Cytogenet 12 : 1–19
39. Turc-Carel C, Dal Cin P, Limon, J, Li F, Sandberg AA (1986 b) Translocation X; 18 in synovial sarcoma. Cancer Genet Cytogenet 23 : 93
40. Turc-Carel C, Lizard-Nacol S, Justrabo E, Favrot M, Philip T, Tabone E (1986 a) Consistent chromosomal translocation in alveolar rhabdomyosarcoma. Cancer Genet Cytogenet 19 : 361–362
41. Wang-Wuu S, Soukup S, Ballard E, Gotwals B, Lampkin B (1988) Chromosomal analysis of sixteen human rhabdomyosarcomas. Cancer Res 48 : 983–987
42. Whang-Peng J, Triche TJ, Knutsen T, Miser J, Kao-Shan S, Tsai S, Israel MA (1986) Cytogenetic characterization of selected small round cell tumors of childhood. Cancer Genet Cytogenet 21 : 185–208

43. Woodruff JM (1976) Peripheral nerve tumors showing glandular differentiation (glandular schwannomas). Cancer 37 : 2399–2413
44. Woodruff JM (1991) Tumors and tumorlike conditions of the peripheral nerve. In: Ninfo V, Chung EB, Cavazzana AO (eds) Tumors and tumorlike lesions of soft tissue. Churchill Livingstome, New York Edinburgh London Melbourne Tokyo, pp 205–228 (Contemporary Issues in Surg Pathol, Vol 18)

Die Rolle der Strahlentherapie im interdisziplinären Therapiekonzept der Weichteilsarkome im Erwachsenenalter

V. Budach und M. Stuschke

Einleitung

Weichteilsarkome leiten sich ontogenetisch vom Mesoderm ab. Sie gehen nach der WHO-Definition auf mesenchymales, nicht-epitheliales extraskelettales Bindegewebe zurück. Das retikuloendotheliale System, die Glia und das Bindegewebe der parenchymatösen Organe und Körperhöhlen werden ausgeschlossen [35]. Obwohl ca. 80% des menschlichen Körpergewichts aus Weichteil- bzw. Knochengewebe besteht, beträgt der prozentuale Anteil maligner Neoplasien mesenchymaler Genese weniger als 1% im Erwachsenen- bzw. 10–20% im Kindesalter [24, 36]. Die häufigsten histologischen Typen stellen Liposarkome, Maligne Fibröse Histiozytome und Fibrosarkome dar (Tabelle 1). Mit 59% sind mehr als die Hälfte aller Weichteilsarkome an den Extremitäten lokalisiert [29, 44, 48, 79, 95, 105]. Bis Mitte der siebziger Jahre galt als einzige erfolgversprechende Therapie

Tabelle 1. Relative Häufigkeit der Weichteilsarkomtypen. (Modifiziert nach Chang, A.E., S.A. Rosenberg, E.J. Glatstein, K.H. Antman: Sarcomas of Soft Tissues. in de Vita, Jr., V.T., S. Hellmann, S.A. Rosenberg (eds.), Principles and Practice of Oncology, 3rd ed., 1989, Chapter 40.)

Tumortyp	rel. Häufigkeit [%]	
	Alle Lokalisationen	Extremitäten
Anzahl Patienten	2003	666
Liposarkom	27,6	18,2
Fibrosarkom	20,2	16,8
MFH	14,6	17,5
Synoviales Sarkom	12,6	10,2
Unklass. Sarkome	5,6	10,0
Rhabdomyosarkom	9,2	9,6
Neurofibrosarkom	5,4	6,8
Leiomyosarkom	2,4	7,6
Angiosarkom	1,2	2,7
Andere	1,2	0,6
Summe	100	100

die Tumorresektion. Die Ergebnisse der konservativen Chirurgie einerseits und der radikalen ablativen Verfahren andererseits waren infolge hoher Lokalrezidivraten bzw. Mutilation unbefriedigend. Nach marginaler („shelling out") bzw. weiter lokaler Tumorresektion von Weichteiltumoren wurden Lokalrezidivraten von bis zu 90 % bzw. 60 % beobachtet, so daß bei > 50 % aller Patienten die Amputation bei primärem Tumorsitz an den Extremitäten unumgänglich war. Fünf-Jahres Überlebensraten von 48 % (27–62 %) nach alleiniger Chirurgie waren desgleichen wenig ermutigend [23, 25, 39, 48, 61, 64, 91, 92].

Dieses Bild hat sich in den letzten 15 Jahren erheblich geändert. Durch die post- oder präoperative Radiotherapie von Weichteilsarkomen konnten die 5-J. Lokalrezidivraten auf < 20 % und die Überlebensraten auf 70–80 % verbessert werden [33, 34, 62, 63, 79, 81, 103, 106].

Strahlentherapie

Strahlenbiologische Grundlagen

Die biologische Wirkung von ionisierenden Strahlen beruht auf Interaktionen mit dem Genom humaner Tumor- und Normalgewebszellen, die letzlich im Zelltod münden. Die radiogenen Läsionen an der DNS – Strangbrüche und Basenschäden – unterscheiden sich qualitativ nicht zwischen Tumor- und Normalgewebe. Es gibt jedoch quantitative Unterschiede radiobiologischer Parameter, die es ermöglichen, die Wahrscheinlichkeit der Tumorzerstörung unter weitgehender Schonung des Normalgewebes zu optimieren. Neben der zellulären Strahlenempfindlichkeit des Tumors als Funktion der Tumorgröße und klonogenen Stammzellen ist die Erholung vom Strahlenschaden nach fraktionierter Bestrahlung (Repair) als Funktion der Erholungskapazität und Kinetik ein wichtiger Faktor für das Ergebnis einer Strahlentherapie. Die Proliferation der Tumoren während einer Bestrahlungsserie (Repopulierung) wie auch das Ausmaß der Tumorhypoxie und Zellzyklusphänomene modifizieren die Strahlensensitivität im Sinne einer zunehmenden Resistenz.

Die Anwendung von dicht ionisierenden Strahlen wie z. B. von schnellen Neutronen in der Tumortherapie kann gewisse radiobiologische Vorteile mit sich bringen. Neutronen haben eine höhere biologische Wirksamkeit (RBW) im Vergleich zu dünn ionisierenden Strahlen, die je nach Tumorart und Normalgewebe einen Faktor von 3–5 ausmachen kann. Zudem wird der Strahleneffekt weniger als bei dünn ionisierenden Strahlen von der O_2-Sättigung des Gewebes, der Erholung vom Strahlenschaden und den verschiedenen Phasen des Zellzyklus modifiziert [16, 47] (Tabelle 2).

Angesichts der klinisch-empirisch tradierten Strahlenresistenz der Weichteilsarkome wurden in Essen im Xenotransplantatmodell *in vivo* und im Sphäroidmodell *in vitro* an einer Gruppe humaner Weichteilsarkome einige der wichtigsten radiobiologischen Charakteristika bestimmt. Es zeigte sich

Tabelle 2. Radiobiologische und physikalische Faktoren, welche die Tumorheilung bestimmen

---

Radiobiologische Faktoren
Strahlenempfindlichkeit der Tumorzellen
Erholung vom Strahlenschaden
Repopulierung (Regeneration)
Reoxygenierung (verbesserte O_2-Versorgung)
Redistribution (Zellzyklusphänomene)
Tumorgröße (Anzahl der Stammzellen)
Relative biologische Wirksamkeit (RBW)

Physikalische Faktoren
Dosis
Fraktionierung
Gesamtbehandlungszeit
Dosisverteilung
Dosisleistung
Linearer Energietransfer (LET)

---

sowohl in vivo wie auch in vitro eine erhebliche Variabilität der Strahlensensitivität wie auch der Erholungskapazität der getesteten Tumorlinien [11, 13, 16, 22, 100, 102]. Im Vergleich zu Gliom- und Plattenepithelkarzinomlinien waren die Weichteilsarkome durchschnittlich strahlenempfindlicher, während die Erholungskapazitäten der verschiedenen Tumorlinien solche Unterschiede nicht erkennen ließen. [11, 12, 101, 102, 107]. Der maximale intertumorale Unterschied in den Strahlensensitivitäten der Weichteilsarkome im Xenotransplantatmodell machte für Photonen einen Faktor von 34, für Neutronen von nur 13 aus. Die relativen biologischen Wirksamkeiten der Neutronen lagen für 4 von 10 untersuchten Tumorlinien bei >3, was auf einen potentiellen Vorteil der Neutronen für gewisse Untergruppen von Weichteilsarkomen im Erwachsenenalter hindeutet [11, 16]. Auch die Tumorhypoxie stellt einen wesentlichen modifizierenden Faktor für die lokale Tumorkontrolle dar. Invasive Messungen des pO_2-Gewebepartialdrucks mit der Eppendorf Mikrosonde in xenotransplantierten Weichteilsarkomen zeigten sowohl Tumorlinien mit radiobiologisch effektiver hypoxischer Fraktion (<10 mm Hg) wie auch ohne hypoxische Anteile (>10 mm Hg) [21].

Experimentelle Studien im Xenotransplantat- und Sphäroidmodell zeigen einen Anstieg der benötigten Einzeldosen zur Kontrolle von 50 % aller Tumoren (TCD_{50}) bei Erhöhung der Tumorzellzahl um 3–6 Zehnerpotenzen abhängig von dem Ausmaß der Hypoxie um ca. 10–20 Gy [9, 18, 22, 102]. Klinische Studien unterstützen diese experimentellen Befunde. Suit et al. konnten für Weichteilsarkome von ca. 2 cm $\varnothing$ (ca. 4 ml, 2–4 × 10^9 Zellen) eine annähernd 90 %-ige Tumorkontrolle, für Weichteilsarkome von ca. 10 cm $\varnothing$ (ca. 400 ml, 2–4 × 10^{11} Zellen) eine ca. 50 %-ige Tumorkontrolle mit Gesamtdosen von >65–80 Gy zeigen [104, 106). Die klinisch beobachtete „Radioresistenz" der Weichteilsarkome dürfte zu einem erheblichen Teil auf das Tumorvolumen bei Diagnosestellung und die damit hohe Tumorzellzahl zurückzuführen sein. In mikroskopischen Dimensionen sind Weichteiltumoren mit Gesamtdosen um 60 Gy in > 80 % aller Fälle langfristig zu kontrollieren [40, 103, 109].

Angesichts der beobachteten Variabilitäten wesentlicher radiobiologischer Parameter kann nur eine Untergruppe der Weichteilsarkome als strahlenresistent angesehen werden. Es stellt sich darüber hinaus die Frage nach individuell prädiktiven Tumortests, mit denen einzelne biologische Parameter abgefragt werden können. Solche Tests sind derzeit trotz einiger vielversprechender Ansätze noch nicht ausgereift und für den klinischen Einsatz anwendbar [6, 28, 90].

Jede Strahlenart hat definierte physikalische Merkmale, die sie für den klinischen Einsatz in der Tumortherapie qualifiziert. Dabei macht sich die Radioonkologie die unterschiedlichen biologischen Eigenschaften bestimmter Strahlen (z. B. Photonen, Neutronen) oder deren spezifische Tiefendosisverteilungen (z. B. Protonen, Photonen, Elektronen, ^{192}Ir, ^{125}J) zunutze (Tabelle 2).

Bestrahlungsplanung und Dosierung

Als „conditio sine qua non" für eine optimierte Bestrahlungsplanung, die das Gebot der Minimierung von akuten und chronischen Therapiekomplikationen zum Ziel hat, werden die modernen bildgebenden Schnittbildverfahren wie die Computertomografie (CT) und Kernspintomografie (MRT) gefordert. Nur durch eine qualitativ hochwertige präoperative Diagnostik mit der Möglichkeit einer eindeutigen Zuordnung der Tumoren zu konstanten anatomischen Fixpunkten („Landmarks") kann dieses Ziel sowohl unter chirurgischen wie auch strahlentherapeutischen Aspekten erreicht werden (Abb. 1 a–e). Für eine adäquate postoperative Therapieplanung muß ein Therapiesimulator vorhanden sein und darüber hinaus die Möglichkeit für eine computergestützte Bestrahlungsplanung. Zur Erzielung einer ausreichenden Dosishomogenität sind Megavoltgeräte (^{60}Co bzw. Linearbeschleuniger) und Optionen für eine Elektronentherapie notwendig. Bei hochgradig malignen Weichteilsarkomen sollte die Strahlentherapie spätestens 3 Wochen nach der Tumorresektion begonnen werden, um das Risiko eines Frührezidivs zu minimieren. Das strahlentherapeutische Zielvolumen richtet sich bei muskulären Tumoren nach der Primärtumorausdehnung (CT, MRT) mit einem longitudinalen Sicherheitssaum von 7–8 cm in Abhängigkeit von der Breite der vom Chirurgen mitresezierten Normalgewebsmanschette (2–3 cm). Zu den Seiten und zur Tiefe hin reichen über den mit den bildgebenden Verfahren dargestellten Tumor postoperativ Sicherheitssäume von 2–3 cm. Wurde das Tumorbett chirurgischerseits mit Titanclips markiert, reicht ein Abstand in der Längsrichtung von je 5 cm und zu dem Seiten und zur Tiefe hin von je 2 cm aus. Außerdem sind in dem postoperativen Zielvolumen bis zu einer Dosis von 50 Gy (Zielvolumen 2. Ordnung) grundsätzlich alle intraoperativ tangierten Gewebsstrukturen einschließlich

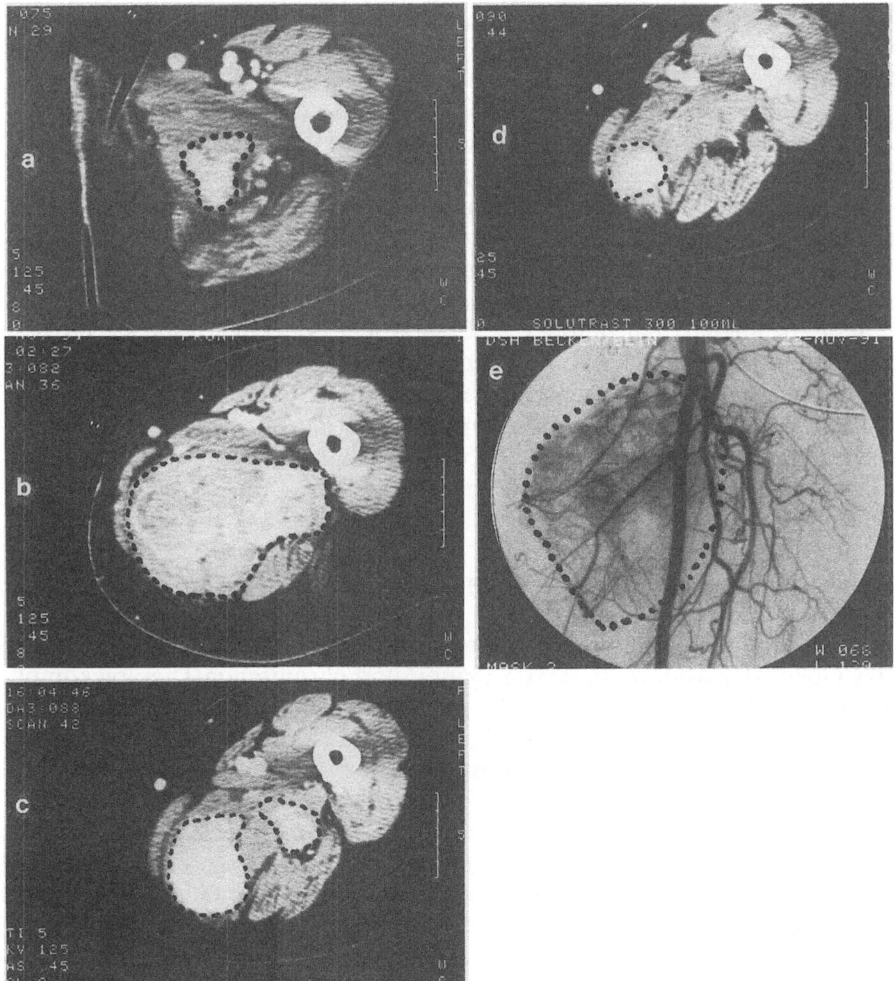

Abb. 1 a–e. Präoperative CT's eines ausgedehnten Leiomyosarkoms in der proximalen Adduktorenloge des li. Oberschenkels. Die transversalen Schnittführungen zeigen ein deutliches Kontastmittel-Enhancement der Tumorregion von kranial nach kaudal in den Schichten **(a–d)**. Die Angiografie läßt ein pathologisches Gefäßmuster und eine diffuse KM-Anfärbung des Tumors in der frühen kapillären Phase erkennen, Tumorstadium IIIB (UICC 1987)

aller Hautnarben (inklusive der Drainagepforten) zu erfassen. Nach ca. 50 Gy kann eine Zielvolumenreduktion auf die ehemalige Primärtumorausdehnung mit allseits 2 cm Sicherheitsabständen (Zielvolumen 1. Ordnung) bis zur Enddosis von 60–66 Gy erfolgen [110] (Abb. 2 a–f). Anatomisch vorgegebene Grenzen, wie z. T. die Membrana interossea bzw. trennende Faszien zwischen Strecker- und Beugerkompartmenten, werden in der Regel

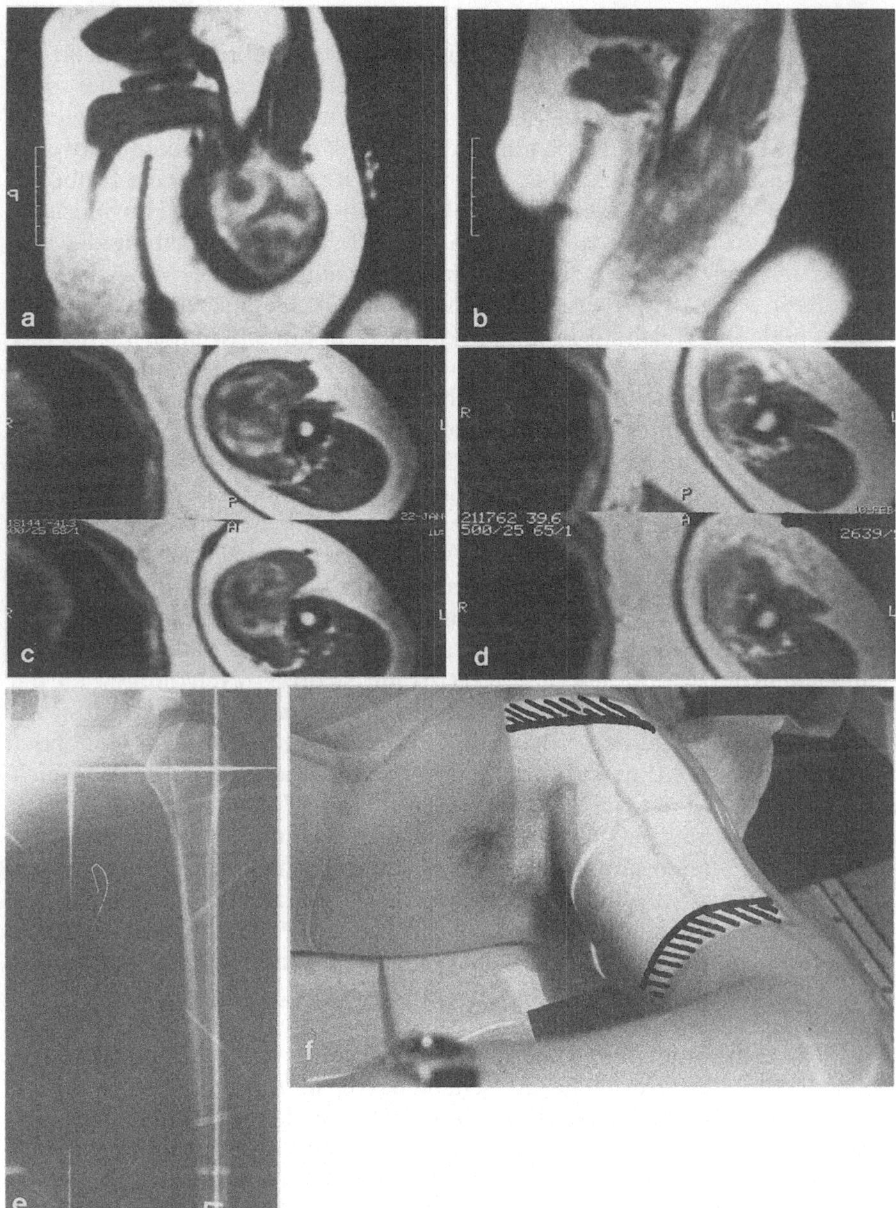

Abb. 2a + c. Präoperative MRT's eines Fibrosarkoms in der Beugerloge der li. Oberarm-
mitte. Die frontale und transversale Schnittführung lassen den Tumor innerhalb des M.
biceps humeri abgrenzen, Tumorstadium IIIB (UICC 1987). **b + d** Die postoperativen
MRT's in gleichartiger Schnittführung zeigen narbige postoperative Veränderungen ohne
makroskopischen Tumorrest. **e + f** Simulationsaufnahme und Bestrahlungslichtfeld in
Oberarmabduktion für eine ventrodorsale Gegenfeldtechnik unter Einschluß der ehema-
ligen Tumorregion und der gesamten durch einen Metalldraht gekennzeichneten Narbe
mit kraniokaudalen Sicherheitsmargen von je ca. 7 cm zum Tumorbett entsprechend
dem Zielvolumen (ZV) 1. Ordnung (ZV 2. Ordnung nach Feldverkleinerung um die
schraffierten Feldanteile). Es wurde eine akzelerierte Strahlentherapie fraktioniert mit
2 × 1,6 Gy/die bis 51,2 Gy (ZV 2. Ordnung) und bis 64 Gy (ZV 1. Ordnung) mit zusätzlich adjuvanter Chemotherapie (Ifosfamid + Adriamycin) im Rahmen der CWSE-91
Studie durchgeführt.

von Weichteilsarkomen respektiert, so daß in diesen Fällen ein Sicherheitsabstand von 1 cm jenseits der anatomischen Grenzstruktur ausreichend ist. Bei gelenknahen Tumorlokalisationen muß zur Respektierung der o.g. Feldgrenzen oft der Muskel bis zu seinem Ansatz jenseits des Gelenks bestrahlt werden. In diesen Fällen ist das Gelenk durch geeignete Feldwahl, ggf. mit Ausblockungen, so weit wie möglich zu schonen. Ist eine Einbeziehung von Gelenkanteilen in das Zielvolumen 1. Ordnung (Hochdosisbereich) nicht zu umgehen, sollte schon im Vorfeld der Bestrahlung die Diskussion mit einem plastischen Chirurgen gesucht und die Möglichkeiten sekundärer rekonstruktiver Maßnahmen, ggf. mit Gelenksersatz diskutiert werden [98]. Bei Weichteilsarkomen, die nicht in durch Kompartments präformierten Gewebsstrukturen lokalisiert sind, wie z.B. subkutanen Liposarkomen, Tendosynovialen und Epitheloidzellsarkomen, muß über die im CT bzw. MRT ersichtliche Tumorausdehnung allseits ein Sicherheitsbereich von 7–8 cm und zur Tiefe hin in Abhängigkeit von der Dicke der Subkutis unter Einschluß der begrenzenden muskulären Faszie, in der Regel von 2–3 cm gewählt werden. Die Strahlentherapie von Weichteilsarkomen an Händen bzw. Füßen ist wegen des Fehlens von ausreichenden Weichgeweben mit einer erhöhten radiogenen Komplikationsrate behaftet, so daß in diesen Fällen in der interdisziplinären Tumorkonferenz schon primär chirurgisch-plastische Maßnahmen zu erwägen sind. Ist eine Bestrahlung bei sonst unumgänglicher Mutilation angezeigt, sollte sich das Zielvolumen an der Ausdehnung der Kompartments orientieren mit einem reduzierten Sicherheitsaum von 2 cm zu den Seiten und 1 cm zur Gegenseite der trennenden Faszienstrukturen. Eine subtil geplante Strahlentherapie kann bei Weichteilsarkomen in der Hand-/Fußregion zu hohen lokalen Kontrollraten bei akzeptabler Morbidität führen [52]. Bei nicht definierten Kompartments, wie z.B. bei von intermuskulären Faszien ausgehenden Fibrosarkomen, tendosynovialen Sarkomen der Aponeurosis palmaris/plantaris oder Sehnenscheiden sollte das Zielvolumen mit individuellen Sicherheitssäumen ausgestattet werden. Dies kann im Fall eines Tendosynovialen Sarkoms einer Strecker- bzw. Beugersehne die Einbeziehung des gesamten Sehnenscheidenfachs bedeuten.

Weichteilsarkome des Rumpfes, insbesondere des Retroperitoneums, können erhebliche Ausmaße erreichen, bevor sie symptomatisch werden. Sie stellen eine besondere Herausforderung an den Chirurgen dar. Aufgrund der Nähe zu vitalen Organen bzw. anderen intraabdominellen Strukturen ist eine Tumorresektion nach radikalen onkologischen Kriterien nur in ca. der Hälfte aller Fälle möglich. Die Prognose hängt entscheidend von der Radikalität des Eingriffs ab. So fanden McGrath et al. [66] für partiell resezierte retroperitoneale Weichteilsarkome nur 5-J. Überlebensraten von 8 % im Vergleich zu 70 % nach kompletter Tumorresektion. Obwohl die Strahlentherapie häufig eingesetzt wird, kann ihre Wertigkeit noch nicht definitiv beurteilt werden, da bisher prospektive Studien fehlen [27]. Vom radiobiologischen Ansatz her könnten durch die intraoperative Strahlentherapie (IORT) neue Perspektiven bei retroperitonealen Sarkomen eröffnet werden. Durch hohe intraoperative Einzeldosen können in situ verbliebene Malignomzellen im Tumorbett vorgeschädigt und mit einer nachfolgenden perkutanen Bestrahlungsserie komplett abgetötet werden. Mit der Verfügbarkeit der IORT an vielen Tumorzentren in Deutschland sollte diese Therapiemodalität in prospektiven Studien untersucht werden.

Weichteilsarkome in der Kopf-Hals-Region und am Rumpf sind häufig wegen ihrer Lokalisation und Ausdehnung nicht komplett resektabel. Die Voraussetzung für eine postoperativ hochdosierte Strahlentherapie ist durch die Nähe zu strahlensensiblen Risikoorganen oft nicht erfüllt. Die im Vergleich zu den Extremitäten scheinbar schlechtere Prognose läßt sich als Funktion der Tumor-Größe und Lokalisation erklären, da Weichteilsarkome am Rumpf meistens erst in fortgeschrittenen Stadien diagnostiziert werden. Bei guter interdisziplinärer Zusammenarbeit können jedoch auch hier akzeptable Kontrollraten erzielt werden [43, 67].

Weichteilsarkome des Gastrointestinaltraktes sind extrem seltene Tumoren mit schlechter Prognose. Nur 30–50 % aller Patienten überleben die 5-Jahresgrenze. Die perkutane Strahlentherapie ist durch die enge anatomische Beziehung zu strahlensensiblen Risikoorganen (Niere, Dünndarm) limitiert. Möglicherweise kann durch den Einsatz der intraoperativen Strahlentherapie die Prognose verbessert werden [60].

Definitive Strahlentherapie

Durch eine hochdosierte Strahlentherapie mit Photonen (60–80 Gy) kann bei technischer bzw. internistischer Inoperabilität von Weichteilsarkomen eine langfristige lokale Tumorkontrolle erzielt werden [30, 58, 68, 72, 96, 108, 114, 116]. Die lokalen 5-J. Kontrollraten hängen dabei entscheidend von der Tumorgröße mit 88 %, 53 % bzw. 33 % für Tumoren < 5 cm, 5–10 cm bzw. > 10 cm ab [109, 112]. An bisher weltweit 194 Patienten, die mit ausgedehnten makroskopischen Tumoren behandelt worden sind, zeigte sich eine 5-J. lokale Kontrolle von 33 % [19]. Die Langzeitprognose derartig hochdosierter Strahlentherapien wird jedoch durch radiogene Spätkomplikationen wie höhergradige Fibrosen, Lymphödeme, Knochennekrosen und Hautulzerationen getrübt, so daß die alleinige Bestrahlung als „ultima ratio" nur ausgewählten Fällen, z. B. unter palliativem Aspekt, vorbehalten bleiben sollte.

Postoperative Strahlentherapie

Die einfache Tumorresektion („shelling out") ist mit hohen Lokalrezidivraten zwischen 60–90 % behaftet [23, 25, 64, 91]. Die lokale weite Tumorresektion erlaubt eine Reduktion der Rezidivraten auf 50–60 % [39, 57, 63, 92, 95]. An 454 Patienten aus verschiedenen Studien konnte gezeigt werden, daß mit radikal-chirurgischen Maßnahmen wie Amputation oder Kompartmentresektion die Lokalrezidivraten auf ca. 14 % (0–28 %) reduziert werden können [25, 29, 63, 92, 95, 107, 111, 117] (Tabelle 3). Die lokale Tumorkontrolle wird in diesen Fällen häufig mit Funktionseinbuße bzw. Mutilation erkauft. Nach den Ergebnissen einer Vielzahl nicht randomisierter retrospektiver Studien an 747 Patienten ist die postoperative Strahlentherapie mit 60–70 Gy in 6–7 Wochen ebenfalls in der Lage, bei mikroskopischen Tumorresiduen die Lokalrezidivraten auf ca. 15 % (10–28 %) zu begrenzen bei weitgehendem Erhalt der Extremitätenfunktion [7, 15, 61, 79, 104, 107, 111]. Die Rezidivanalyse von 56 bis 1989 unter kurativem Aspekt mit Photonen behandelter Patienten der Essener Strahlenklinik ergab eine ähnliche Lokalrezidivrate von 18 % trotz eines hohen Anteils an Patienten mit prognostisch ungünstigen Eingangskriterien (75 % Stadium IIB–IIIA/B, 64 % Teil- bzw. einfache Exzision) [31]. Eine Aktualisierung der Daten auf der Basis von 102 Patienten ergab ebenfalls 18 % Lokalrezidive mit einem ähnlich hohen Anteil prognostisch negativer Eingangskriterien. Die Lokalrezidive traten in 16/18 Fällen (89 %) nach einer inadäquaten Primärtumorresektion mit Belassen von makroskopischen bzw. mikroskopischen Residuen auf [32]. Diese Beobachtung unterstützt den hohen prognostischen Stellenwert der „in sano" Tumorchirurgie als Voraussetzung für eine erfolgreiche postoperative Strahlentherapie, die durch die Wahl geeigneter Operationsverfahren mikroskopisch tumorfreie Resektatränder garantieren muß. Wird dieses Ziel im ersten Anlauf nicht erreicht, ist die Möglichkeit einer Nachresektion oder einer intraoperativen Bestrahlung der kritischen Tumorbettareale zu überprüfen. Es gibt bisher weltweit nur eine Studie, die prospektiv randomisiert den Wert der Amputation mit einer lokal weiten Tumorresektion und postoperativer Nachbestrahlung [27, 79, 82, 117] vergleicht.

Tabelle 3. Lokalrezidivraten und Überlebensraten von Weichteilsarkomen in Abhängigkeit von der Therapiemodalität. KFÜ = krankheitsfreies Überleben, # = vor 1975, * = nach 1975

	Patienten(n)	Lokalrez. (5-J.)[n/%]	
Kompartmentresektion/Amputation[1]	454	65	14 %
Konserv. Resektion + postop. Radiatio[2]	747	114	15 %
	Patienten(n)	KFÜ (5-J.)Überleben	
Alleinige Chirurgie[1] (Amputation)	3209	n. a.	48 % #
	83	53 %	65 % *
		p=0,068	p=0,131
Resektion + postop. Radiatio[3]	128	65 %	78 % *

[1] Chang et al.: Sarcomas of Soft Tissues. in de Vita et al. (eds.), Principles and Practice of Oncology, 3rd ed., 1989, Chapter 40.
[2] Suit, H.D.: Sarcoma of soft tissue in the adult 33rd Annual ASTRO-Meeting, Refr. course 105, Washington D.C., 1991.
[3] Potter et al. Cancer 58, 1986)

Diese Studie wurde zu einem Zeitraum aktiviert, als die guten Langzeiter-
gebnisse der funktionserhaltenden konservativen Chirurgie mit postoperativer hochdosierter Nachbestrahlung noch nicht bekannt waren und daher die
Patientenakzeptanz und Rekrutierung für beide Therapiemodalitäten noch
nicht problematisch war. Es wurden insgesamt 43 Patienten randomisiert,
davon 27 für die funktionserhaltende Therapie und 16 für die Amputation.
Nach einer medianen Nachbeobachtungszeit von >9 Jahren wurden nach
funktionserhaltender Therapie 18,5 % (5/27) Lokalrezidive im Vergleich zu
6,2 % (1/16) nach Amputation beobachtet (p=0.22). Angesichts der guten
Resultate der postoperativen Strahlentherapie von Weichteilsarkomen im
Erwachsenenalter wird die Amputation als Therapieoption von den Patienten heutzutage nur noch in Ausnahmefällen akzeptiert. Aus ethischen
Gründen sind derzeit randomisierte Studien mit einem Therapiearm, der
die Amputation vorsieht, nicht mehr realisierbar.

Die postoperative Strahlentherapie besitzt gegenüber der präpoperativen
Radiatio bestimmte Vor- und Nachteile. Zu den wesentlichen Vorteilen
gehört die intraoperative Exploration der Tumorausdehnung und die histologische Aufarbeitung des gesamten Resektats bezüglich Tumortyp und
Malignitätsgrad. Darüber hinaus bietet die sofortige Entfernung des Tumors
psychologische Vorteile für den Patienten. Dem steht der Nachteil mögli-
cher postoperativer Wundheilungsstörungen gegenüber, der bei hochgradig
malignen Tumoren in einem gewissen Prozentsatz durch Verzögerung der
Strahlentherapie zu einer Lokalrezidivsituation führen kann [107]. Außerdem muß postoperativ ein größeres Gewebsvolumen bestrahlt werden, da
alle intraoperativ tangierten Regionen zu erfassen sind [73a]. Inwieweit
durch die intraoperative Manipulation eine erhöhte Rate an hämatogenen
Fernmetastasen induziert wird, kann bisher nicht abschließend beurteilt
werden [15, 20] (Tabelle 4).

Präoperative Strahlentherapie

Die präoperative konventionell fraktionierte Bestrahlung mit ca. 50 Gy
innerhalb von 5–6 Wochen bei ausgedehnten (>10 cm), primär marginal
resektablen oder inoperablen Weichteiltumoren bzw. nicht vorbestrahlten
Rezidiven stellt einen weiteren strahlentherapeutischen Ansatz dar. Das
Ziel der präoperativen Bestrahlung ist die verbesserte Resektabilität durch
Devitalisierung von Tumorzellen und Demarkierung des Tumorgewebes
gegenüber dem umliegenden Normalgewebe („Down-Staging") [7, 15, 20]
Es werden bevorzugt die gut oxygenierten Zellen der vaskularisierten
Tumorperipherie mit hohem Metastasierungspotential geschädigt und so
das Risiko lokoregionaler Implantations- und hämatogener Fernmetastasen
minimiert. Eine Verzögerung der Strahlentherapie, wie sie durch Wundheilungsstörungen bei einer postoperativen Bestrahlung vorkommen kann
wird durch den präoperativen Therapieansatz prinzipiell vermieden. Außerdem kann das Zielvolumen im Vergleich zur postoperativen Strahlenthera

Tabelle 4. Vor- und Nachteile der post- bzw. präoperativen Bestrahlungen

Vorteile	Nachteile
Postoperative Bestrahlung: – Intraoperative Exploration der Tumorausdehnung – Histologische Aufarbeitung des gesamten Resektats (Tumortyp und Grading) – Sofortige Tumorentfernung (psychologischer Vorteil) – Intraoperative Bestrahlung bei Resektion non in sano unter funktionserhalt. Aspekt	– Postoperative Wundheilungsstörungen mit Verzögerung der Strahlentherapie (Frührezidivrisiko bei hochgradig malignen Sarkomen) – Größeres postoperatives Zielvolumen im Vergleich zur präop. Bestrahlung – Potentiell erhöhte Rate lokaler Imlantations- und hämatogener Metastasen
Präoperative Bestrahlung: – Kleineres präoperativen Zielvolumen im Vergleich zur postoperativen Bestrahlung – Devitalisierung von >99,9 % aller Tumorzellen – Potentiell geringeres Lokal- und Fernmetastasierungsrisiko – Partielle Tumorremission mit verbesserter Resektabilität „Down-Staging" – Enge interdisziplinären Kooperation – Intraoperative Bestrahlung bei Resektion non in sano unter funktionserhalt. Aspekt	– Fehlende Repräsentanz des histopathologischen Präparats hinsichtlich Tumortyp und Grading als Bestrahlungsfolge – Wundheilungsstörungen können den postoperativen Verlauf komplizieren (ca. 35 % nach 50 Gy Standardfrakt.) – Psychologische Belastung durch Belassen des Tumors nach der definitiven Diagnose über viele Wochen

pie (fehlende Narben und Drainagepforten!) kleinräumiger gestaltet werden. Dem stehen die Nachteile einer durch die Bestrahlung stark eingeschränkten Beurteilbarkeit des Resektats für histopathologische Studien, die psychologische Belastung des Patienten während der präoperativen Bestrahlungsphase durch ein Belassen des Tumors in situ nach der definitiven Diagnose und in seltenen Fällen postoperative Wundheilungsstörungen gegenüber. Das Ziel präoperativer Behandlungsstrategien (Radio- bzw. Chemotherapie) bei Weichteilsarkomen liegt in einer Senkung der Rate mutilierender Tumorresektionen bzw. Amputationen zugunsten funktionserhaltender Eingriffe mit kosmetisch befriedigenden Resultaten. Als unabdingbare Voraussetzung dafür muß eine enge fachübergreifende Kooperation zwischen den beteiligten Disziplinen vor Einleitung der definitiven Therapie, z. B. in Form institutionalisierter Tumorkonferenzen an den einzelnen Kliniken eingerichtet werden.

Erfahrungen mit der präoperativen Strahlentherapie von Weichteilsarkomen liegen bisher erst in begrenztem Rahmen vor [8, 10, 65, 103, 106, 107]. Suit et al. konnten zeigen, daß durch die präoperative Strahlentherapie ausgedehnte, primär inoperable Tumoren funktionserhaltend reseziert werden

Tabelle 5. 5-J. rezidivfreies und Gesamtüberleben von 317 Patienten mit Weichteilsarkomen, die kombiniert chirurgisch und strahlentherapeutisch behandelt wurden. (Nach Suit, H.D.: Sarcoma of soft tissue in the adult, 33rd Annual Meeting of the ASTRO, Refr. course 105, Washington D.C., 1991.)

Bestrahlungsmodus

	Patientenzahl		5-J. rezidivfr. Überleben [%]		5-J. Überleben [%]	
Stadium	postop.	präop.	postop.	präop.	postop.	präop.
IA	18	6	100	100	100	100
IB	21	15	95	86	94	93
IIA	39	23	84	91	91	81
IIB	34	64	**77**	**96**	72	66
IIIA	30	12	95	79	88	91
IIIB	33	59	**73**	**88**	49	52
IVA	1	2	100	100	100	100
Summe	176	181	86	90	80	70

können und hohe lokale Kontrollraten erzielbar sind [103, 106]. Durch die präoperative Bestrahlung mit 50 Gy werden >99,9 % aller Tumorzellen abgetötet [38]. Der präoperative Bestrahlungsmodus ist besonders vorteilhaft für ausgedehnte mittel- und hochgradig maligne Sarkome [106, 107] (Tabelle 5). In der Gruppe der IIB-Tumoren (98 Pat.) betrugen die prä- bzw. postoperative 5-J. Kontrollraten 96 % bzw. 77 %, in der Gruppe der IIIB-Tumoren (92 Pat.) 88 % bzw. 73 %. Die zusammengefaßten Daten verschiedener amerikanischer Zentren an 747 postoperativ und 291 präoperativ bestrahlten Patienten ergaben über alle Tumorstadien Lokalrezidivraten von 15 % bzw. 10 % [107]. Barkley et al. 1988 berichteten von einer durch präoperative konventionell fraktionierte Bestrahlung mit 50 Gy erzielbaren 100 %-igen Resektabilität von 114 Patienten mit überwiegend ausgedehnten (T2+3: 88,6 %) bzw. hochgradig malignen Sarkomen (G2+3: 90,4 %) [8]. Ohne weitere Therapiemaßnahmen (intra- bzw. postoperative Strahlen- bzw. Chemotherapie) konnten die lokalen Rezidivraten mit diesem Behandlungsansatz auf 10 % gesenkt und 5-Jahres Überlebensraten in Abhängigkeit vom Malignitätsgrad der Tumoren von 46 %–87 % erzielt werden. Abbatucci et al. 1984 strebten mit einer präoperativen Kurzzeitbestrahlung von 2 × 6,5 Gy auf die Tumorregion im Abstand von 48 Std. mit nachfolgender Resektion nach Ablauf von weiteren 48 Std. bei 69 Patienten in erster Linie eine Devitalisierung der Tumorzellen an [1]. Durch eine postoperative Strahlentherapie bis 50 bzw. 70 Gy in Abhängigkeit von der vorher erzielten chirurgischen Radikalität („in sano" versus „non in sano") wurde in Komination mit Actinomycin D als Strahlensensibilisator eine Verbesserung der lokalen Tumorkontrolle angestrebt. Im Vergleich zu einem historischen Vergleichskollektiv ohne präoperative Bestrahlung und Actinomycingabe zeigte sich eine Steigerung der lokalen Tumorkontrollraten (5-J.) von 45 % auf 83 %.

Die präoperative Bestrahlung von primär ausgedehnten, hochgradig malignen Weichteilsarkomen strebt eine weniger mutilierende Tumorresektion bzw. die Erhaltung einer funktionsfähigen Extremität an. Nach den bisherigen für die präoperative Bestrahlung von Weichteilsarkomen ermunternden Resultaten sollten prospektive klinische Phase-III Studien begonnen werden, um die Wertigkeit dieser Therapiemodalität endgültig beurteilen zu lassen.

Strahlentherapie mit Neutronen

Schnelle Neutronen besitzen im Vergleich zu dünn ionisierenden Strahlen bestimmte radiobiologische Vorteile, die bei speziellen Tumorentitäten eine Verbesserung des therapeutischen Indexes erwarten lassen. Bisher sind keine prospektiv randomisierten Studien zur Wertigkeit der Neutronen in der Therapie der Weichteilsarkome durchgeführt worden. Nach den Literaturübersichten der letzten 10 Jahre konnten bei makroskopischen Weichteilsarkomen bzw. Tumorresten im Median lokale Kontrollraten von 53–56 % (18–71 %; 297–349 Pat.) im Vergleich zu 38–39 % (0–59 %; 116–128 Pat.) mit Photonen erzielt werden [17, 19, 56, 88, 114]. Unter Berücksichtigung der Ergebnisse von Slater et al. 1986 schneidet die Photonentherapie makroskopischer Weichteilsarkome mit 33 % (64/194) noch unbefriedigender ab (Tabelle 6) [96]. Die Resultate der in Essen mit Neutronen bzw. Neutronenboosttherapie behandelten Patienten (mediane Nachbeobachtungszeit 5 bzw. 3 Jahre) deuten auf eine Alternative zur Nachresektion bei mikroskopischen und makroskopischen Tumorresiduen bis 10 cm hin [14, 87]. Schmitt et al 1989 fanden bei 104 Patienten mit bei Strahlentherapiebeginn noch mikroskopischen Tumorresten eine 5-J. lokale Kontrollrate von 78 %. Eine ähnlich hohe Kontrollrate von 76 % ließ sich für 62 Patienten mit Tumoren bis zu einer Größe von 10 cm aufrecht erhalten, erst für größere Tumoren (n=31) nahm die lokale Kontrolle auf 42 % ab [87]. Auch andere Autoren fanden eine überlegenheit der Neutronen bei makroskopischen Tumorresiduen [44, 54, 85, 114]. Die Spätmorbidität der Zyklotrons der ersten Generation mit niedriger mittlerer Energie war mit 16 %–44 % inakzeptabel hoch. Zur Reduzierung der Spätmorbidität wurden als Zwischenlösungen bis zur Verfügbarkeit von Hochenergie-Zyklotrons sogen.

Tabelle 6. Ergebnisse der definitiven Photonen- und Neutronentherapie bei makroskopischen Weichteilsarkomen. (Modifiziert nach Budach, V.: The role of fast neutrons in radiooncology – A critical appraisal. Strahlenther. Onkol. 167/12 (1991), 677–692.

	Anzahl Pat.	Lokale Kontrolle (5 J.) Anzahl Pat.	[%]
Photonen	194	64	33
Neutronen	349	196	56

„Neutronen-Boost"- bzw. „mixed-beam"-Therapien eingesetzt [14, 87]. Mit den modernen CT-gestützten Bestrahlungsplanungssystemen, die eine Optimierung der Dosisverteilung im Zielvolumen erlauben, und hochenergetischen Neutronen konnte die Spätmorbidität auf $<15\%$ reduziert werden (Abb. 3 a+b) [88, 114]. Nach dem derzeitigen Kenntnisstand bieten sich Neutronen insbesondere für hochdifferenzierte (G1) und makroskopische Weichteilsarkome mit hypoxischen Anteilen zur Verbesserung des therapeutischen Indexes an. Der definitive Nachweis einer Überlegenheit der Neutronentherapie für Weichteilsarkome in prospektiven Studien steht jedoch bisher noch aus.

Intraoperative Strahlentherapie (IORT)

Die ersten intraoperativen Röntgennahbestrahlungen von Magen- und Darmkarzinomen gehen auf Anfang dieses Jahrhunderts zurück [37, 115]. Durch die Einführung der Megavoltstrahlentherapie geriet die Intraoperative Strahlentherapie (IORT) zunächst in Vergessenheit. Die IORT wurde von Abe, der über vielversprechende Ergebnisse bei gastrointestinalen Tumoren berichtete, in den 70-ger Jahren wieder in die Klinik eingeführt und auch von amerikanischen Arbeitsgruppen aufgegriffen [2, 4, 42, 46]. Sie wird heute in erster Linie mit schnellen Elektronen, die durch freie Energiewahl in ihrer Eindringtiefe steuerbar sind, durchgeführt. Es werden hohe Einzeldosen (15–20 Gy) am Tumor durch eine passagere Verlagerung von unmittelbar an den Tumor angrenzenden strahlensensiblen Normalgeweben angestrebt. Die IORT kann möglicherweise die Dosisaufsättigung einer perkutanen Bestrahlungsserie ersetzen. Sie sollte generell durch eine zusätzliche perkutane fraktionierte Strahlentherapie (ca. 50 Gy) ergänzt werden und ist als alleinige Maßnahme nur in palliativer Intention gerechtfertigt. Abe zeigte in einer prospektiv randomisierten Studie durch die IORT von Magenkarzinomen der Stadien II–IV Verbesserungen der 5-J. Überlebensraten um 15–30 % [3]. Auch für retroperitoneale Weichteilsarkome wurde eine Verbesserung der Prognose durch intraoperative Einzeldosen von 20 Gy angestrebt [49, 80]. Die Einzeldosis bei der IORT wird durch die geringe Toleranz peripherer Nerven und des Darms (Nahtinsuffizienzen) bei Dosen >20 Gy limitiert [53].

Die intra- oder postoperative interstitielle Brachytherapie wird nur an wenigen Zentren durchgeführt [5, 69, 93]. Auch hier steht das Prinzip der Schonung des Normalgewebes im Vergleich zum Tumor im Vordergrund. Die Methode eignet sich vorwiegend zur Bestrahlung kleiner Volumina, da der steile Dosisgradient der verwendeten Strahler bei größeren Zielvolumina zu inhomogenen Dosisverteilungen führt. Radioaktive Substanzen mit niedriger oder auch hoher Dosisleistung (^{125}J bzw. ^{192}Ir) werden mit verschiedenen Verfahren in das Tumorbett bzw. Tumorresiduen eingebracht. Die Kurzzeitbestrahlung mit hoher Dosisleistung (^{192}Ir) besitzt gegenüber einer Anwendung von ^{125}J für das Pflegepersonal, Patienten und Angehö-

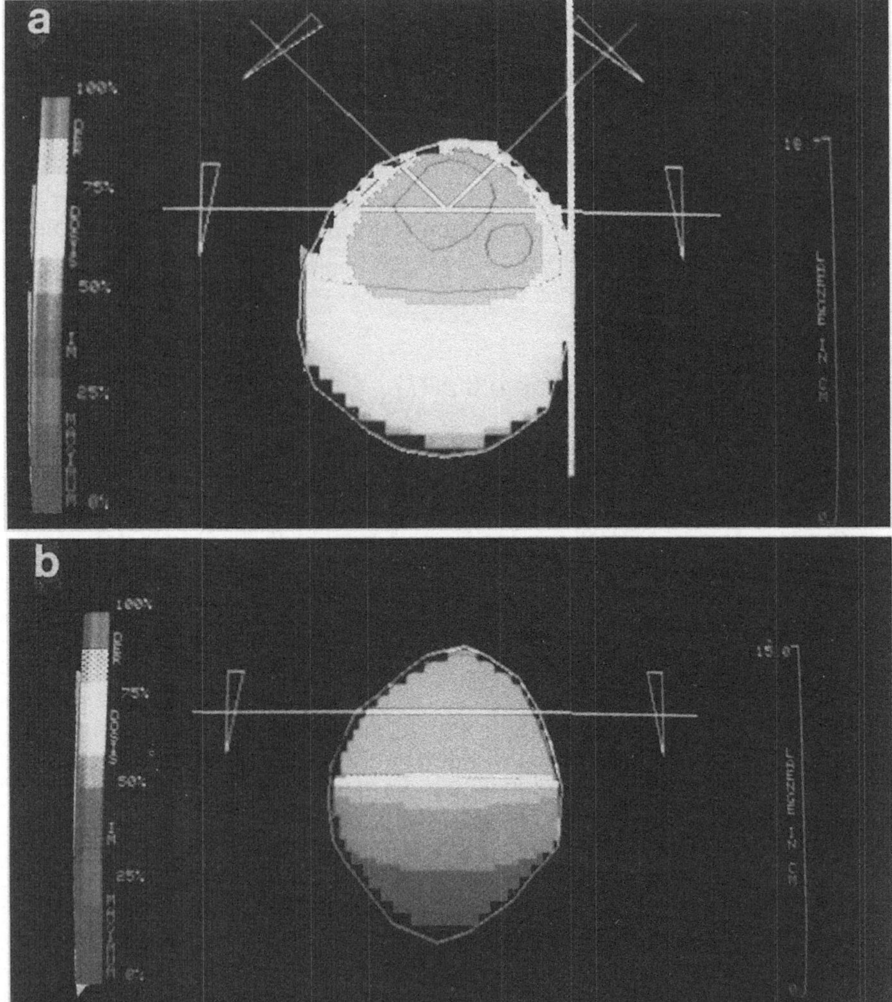

Abb. 3 a,b. Dosisverteilungen im Zielvolumen für d(14) + Be Neutronen nach CT- und rechnergestützter Bestrahlungsplanung. **a** Vier-Felder- Keilfiltertechnik für ein paraossales Fibrosarkom des rechten Unterschenkels mit Schonung der oberflächlichen Weichteilstrukturen (Haut) und der dorsalen Extremitätenweichteile zugunsten einer Reduzierung der Spätmorbidität. **b** Isozentrisch opponierende seitliche Gegenfeldtechnik mit Keilfiltereinsatz für eine ventral gelegenes Leiomyosarkom in der Extensorenloge des li Unterschenkels mit Schonung der dorsal gelegenen Beugerloge.

Tabelle 7. Therapeutische Optionen der intraoperativen Strahlentherapie (IORT).

Teletherapie
- Elektronen variabler Energie

Brachytherapie
interstitiell (high-dose rate)
- ^{192}Ir als Kurzzeitafterloading

interstitiell (low dose rate)
- ^{125}J-Seeds

---

rige entscheidende Vorteile, die sich aus der Strahlenschutzproblematik und den damit verbundenen Maßnahmen herleiten lassen. Shiu 1984 konnte an 33 Patienten mit Extremitätensarkomen durch die intraoperative Implantation von ^{192}Ir als „Boost" eine 5-J. lokale Kontrollrate von 94 % erzielen [93, 94]. Schray et al 1990 erreichte ebenfalls eine lokale Kontrollrate von 96 % nach einer mittleren Nachbeobachtungszeit von 20 Mon. an 63 kombiniert perkutan/interstitiell behandelten Patienten. Die Rate an Wundheilungsstörungen konnte von 25 % mit präoperativer Bestrahlung durch eine simultan mit der Tumorresektion durchgeführte Brachytherapie auf 5 % gesenkt werden [89]. Auch durch Implantation von ^{125}J-Seeds in das Tumorbett inkomplett resezierter Weichteilsarkome bzw. in makroskopische Tumorresiduen konnte eine nochmalige lokale Kontrolle in ca. 80 % aller Fälle erzielt werden [86] (Tabelle 7).

Kombinierte Therapiemodalitäten

Schon Anfang dieses Jahrhunderts wurde über eine deutliche Verstärkung des Strahleneffekts durch eine Kombination von Röntgenbestrahlung mit Hochfrequenzdiathermie berichtet [73]. Erst Ende der siebziger Jahre wurde dieser Therapieansatz erneut aufgegriffen. Das biologische Prinzip der Kombination ionisierender Strahlung mit Hyperthermie beruht auf einer Addition und Interaktion von verschiedenen zytotoxischen Mechanismen [70, 99, 113]. Minderdurchblutete Tumorareale mit Hypoxie und Azidose besitzen im Vergleich zu gut oxygenierten Geweben eine um einen Faktor von maximal 2,7 verminderte Strahlensensitivität [47]. Aufgrund eines unzureichenden Wärmeabtransports infolge mangelhafter Durchblutung entsteht hier jedoch ein Wärmestau, der bei Temperaturen >43 °C zu irreversiblen thermischen Schäden am Genom und an zytoplasmatischen sowie Zellmembran-Proteinen führt. Gut vaskularisierte Tumorgewebe sind aufgrund der ausreichenden Oxygenierung relativ strahlensensibel und andererseits durch die gute Wärmekonvektion eher hyperthermieresistent. Die genauen Mechanismen des strahlensensibilisierenden Effekts der Hyperthermie sind im einzelnen noch nicht geklärt. Es zeigt sich jedoch eine Hemmung der zellulären Erholungsvorgänge nach Hyperthermie [99]. Nach einer Literaturübersicht von Overgaard 1989 kann die Kombination von fraktionierter Bestrahlung mit Hyperthermie (Thermoradiotherapie) zu einer Verstärkung des Strahleneffekts um einen Faktor von im Mittel 1,5 für oberflächlich gelegene Tumoren (Mamma-Ca. Rezidive, Maligne Melanome, Lymphknotenmetastasen) führen [75]. Die Effizienz der Thermoradiotherapie bei tiefliegenden Tumoren, z. B. des Beckens, wird gegenwärtig in klinischen Phase-II Studien überprüft. Erste Ergebnisse sind ermutigend [71, 74]. Petrovich 1989 konnte bei 353 lokal fortgeschrittenen Tumoren unterschiedlicher Histologien durch eine Tiefenhyperthermie in Kombination mit fraktionierter Bestrahlung in 27 % partielle Remissionen beobachten. Komplette Remissionen waren mit 17 % seltener und an Strahlendosen >45 Gy gebunden [76].

Die kombinierte Thermoradiotherapie hat ihre palliative Effizienz durch die Induzierung langfristiger Remissionen bei oberflächlichen Tumoren (Mamma-Ca. Rezidive, Maligne Melanome) unter Beweis gestellt [75]. Die langfristigen Ergebnisse hinsichtlich Gesamtüberleben und Spätmorbidität am Normalgewebe sind jedoch gegenwärtig für die Tiefenhyperthermie noch nicht abschließend beurteilbar.

Das Risiko einer hämatogenen Disseminierung steigt für hochmaligne Weichteilsarkome mit zunehmender Dedifferenzierung und Tumorgröße überproportional von 30 % (Stadium IB) bis auf >80 % (Stadium IIIB) an [78, 84, 107]. Als Zytostatika der ersten Wahl in der Therapie der Weichteilsarkome haben sich nach den Ergebnissen diverser Studien Adriamycin und Ifosfamid mit medianen Ansprechraten zwischen 26 % (356 Pat.) und 30 % (218 Pat.) etabliert. Die Kombinationstherapie mit zusätzlichem Einsatz von Cisplatin, Vincristin, Methotrexat oder Dacarbazin konnte die Resultate kaum verbessern [3217 Pat., Ansprechraten im Median: 32 % (11– 53 %)] [26, 27, 77]. Angesichts der schlechten Ansprechraten bei ca. 2/3 aller Patienten wurde von einigen Arbeitsgruppen eine präoperative kombinierte Radiochemotherapie eingesetzt, So konnten Rouèsse et al. 1987 bei 37 Patienten mit ausgedehnten, marginal resektablen Weichteilsarkomen durch diesen Therapieansatz bei 6 % komplette und in 32 % partielle Remissionen induzieren und damit eine Resektabilität ohne Mutilation gewährleisten. Durch die nach der präoperativen Behandlung durchgeführte Tumorresektion (24 Pat.) mit z. T. postoperativer Bestrahlung (13 Pat.) konnte die komplette Remissionsrate auf ca. 66 % gesteigert werden. Die Prognose der Patienten hing entscheidend von der Güte der posttherapeutisch erzielten Remission ab. So betrug die 2-J.-überlebensrate nach Induktion einer kompletten Remission 80 % gegenüber nur 18 % nach partieller Remission [83]. Eilber et al. 1984 konnte bei 181 Patienten mit Weichteilsarkomen der Extremitäten mit einer intensiven präoperativen Kombinationstherapie von 35 Gy in 2 Wochen in Kombination mit einer 72-stündigen intraarteriellen Adriamycin-Dauerinfusion (90 mg) in einem hohen Prozentsatz der Patienten partielle Remissionen erzielen, die eine „en bloc" – Tumorresektion zwei Wochen später ermöglichte. Dieses multimodale Therapiekonzept ermöglichte eine Rate von 90 % funktionserhaltender Resektionen bei nur 3 % Lokalrezidiven [33, 34]. Auch Young et al. 1989 waren in der Lage, durch eine intensive Radiochemotherapie bei lokal fortgeschrittenen, inoperablen Brustwandsarkomen (60 Gy + CYVADIC) komplette Remissionen zu erzielen. Durch eine anschließende autologe Knochenmarkstransplantation wurden bei einer medianen Nachbeobachtungszeit von 36 Mon. alle Patienten (17/17), die bei Therapiebeginn keine manifeste Fernmetastasierung hatten, in eine komplette Remission gebracht. Demgegenüber war eine komplette Remission nur bei 8/14 Patienten mit einer Metastasierung bei Therapieeinleitung erreichbar. Die medianen rezidivfreien Überlebenszeiten für Patienten mit lokalisierten bzw. metastasierten Tumoren waren dementsprechend 78 bzw. 15 Mon. und die rezidivfreien 4-J. Kontrollraten 76 bzw. 26 % [118].

Der Aufwand einer präoperativen simultanen Radiochemotherapie bei malignen Weichgewebstumoren ist erheblich und erfordert eine enge interdisziplinäre Zusammenarbeit. Daher sollten diese Therapiestrategien zunächst Patienten mit primär inoperablen bzw. marginal resektablen Weichteilsarkomen vorbehalten bleiben und in prospektiv randomisierten Studien einer präoperativen Strahlentherapie gegenübergestellt werden.

Rezidivtherapie

Nach der Lunge, die bei hochgradig malignen Weichteilsarkomen mit 52 % den häufigsten Metastasierungsort darstellt, rangiert an zweiter Stelle mit 20 % das Lokalrezidiv, welches in 80 % aller Fälle innerhalb der ersten 3 Jahre nach Abschluß der Therapie auftritt [32, 45, 63, 78, 107]. Es gibt keine standardisierten Strategien für die Rezidivtherapie von Weichteilsarkomen. Stattdessen sollten in enger interdisziplinärer Kooperation unter Einbindung des Chirurgen, Strahlentherapeuten und medizinischen Onkologen individuelle Therapiekonzepte entwickelt werden. Dabei muß grundsätzlich zwischen strahlentherapeutisch vorbehandelten und unvorbehandelten Rezidiven differenziert werden.

Für bisher nur chirurgisch vorbehandelte Tumoren steht noch die gesamte Palette der kombinierten Therapiemöglichkeiten offen (Tabelle 8). Die meisten Weichteilsarkomrezidive (60–80 %) sind einer erneuten Tumorresektion zugänglich. Die damit erzielbaren Überlebensraten liegen zwischen 45–87 % in Abhängigkeit von den zusätzlich gewählten adjuvanten Therapiemodalitäten [45, 57, 78, 92]. Neben einer erneuten Tumorresektion („salvage resection") kann die prä-, intra- und postoperative Strahlentherapie mit oder ohne Chemotherapie sowie in jüngster Zeit auch in Kombination mit einer Hyperthermie eingesetzt werden. Die definitive Auswahl der Therapiemodalität hängt letztlich von den apparativen Voraussetzungen an den behandelnden Zentren und den individuellen Gegebenheiten des Rezidivtumors am Patienten (Größe, Lokalisation usw.) ab. Nach der Rezidivtumorresektion sollte eine typische hochdosierte perkutane Nachbestrahlung erfolgen. Bei ausgedehnten und damit primär nicht resektablen Tumoren sollte in erster Linie die präoperative Bestrahlung bis ca. 50 Gy mit nachfol-

Tabelle 8. Therapeutische Optionen in der Rezidivtherapie

Nicht vorbestrahlte Rezidive
Tumorresektion + postoperative Radiatio
Präoperative Radiatio + Tumorresektion ± IORT
Präoperative Thermoradiotherapie + Tumorresektion ± IORT
Präoperative Chemoradiotherapie + Tumorresektion ± IORT
Präoperative Thermochemotherapie + Tumorresektion ± IORT bzw. postop. Radiatio
Präoperative hypertherme Extremitäten-Perfusion + Tumorresektion ± IORT

Vorbestrahlte Rezidive
Erneute Tumorresektion + IORT + moderate postoperative Radiatio,
bei makroskopischen Tumorresiduen in Kombination mit Hyperthermie
Thermoradiotherapie (moderate Strahlendosis) + Tumorresektion ± IORT
Thermochemotherapie + Tumorresektion
Palliative Chemoradiotherapie
Palliative Neutronentherapie

Gesicherte Therapieoptionen sind kursiv gedruckt.

gender Tumorresektion und ggf. intraoperativer Bestrahlung bzw. alternativ bei hochgradig malignen Weichteilsarkomen auch eine hyperfraktioniert akzelerierte Bestrahlung mit 2 × 1,6 Gy/die bis 45–51 Gy in Abhängigkeit von der Akutmorbidität erfolgen (Protokoll von PD Dr. V. Budach auf Anfrage bei der Studienleitung CWSE-91, Prof J.H. Hartlapp, Medizinische Universitätsklinik Bonn) erfolgen. Neuerdings werden eine Reihe weiterer präoperativer multimodaler Therapieansätze in klinischen Studien überprüft. Dazu gehört auch eine präoperative Thermo- bzw. Chemoradiotherapie [33, 34], die präoperative Thermochemotherapie [50] und die hypertherme Extremitätenperfusion (Protokoll von Prof. Dr. P. Schlag auf Anfrage bei der Studienleitung CWSE-91, Prof J.H. Hartlapp, Medizinische Universitätsklinik Bonn). Im Anschluß an diese präoperativen multimodalen Therapieverfahren wird die Tumorresektion, ggf. in Kombination mit einer intraoperativen Elektronenbestrahlung durchgeführt. Durch die präoperative kombinierte Thermoradiotherapie in konventioneller Fraktionierung bis 50 Gy ließen sich bei ausgedehnten makroskopischen Weichteilsarkomen schwere histopathologische Veränderungen erzielen [59].

Nach einer in der Primärtherapie durchgeführten hochdosierten perkutanen Strahlentherapie kann das Ziel einer erneuten Tumorkontrolle nach einer Tumorresektion durch interstitielle Brachytherapietechniken (^{192}Ir-Afterloading, ^{125}J-Seeds) angestrebt werden. So kann z. B. eine Boostdosis von 20 Gy (interstitiell bzw. mit Elektronen) gefolgt von einer postoperativen moderat dosierten perkutanen Bestrahlung (30–40 Gy) in vielen Fällen zu einer erneuten langfristigen Tumorkontrolle führen und in Einzelfällen bei fehlender Fernmetastasierung noch kurative Perspektiven eröffnen. Bei chirurgisch inkomplett resezierten Tumoren mit makroskopischen Residuen ist die Hyperthermie in Kombination mit einer erneuten moderat dosierten Bestrahlung herausgefordert. Darüber hinaus kommt auch die Neutronentherapie bei niedriggradigen Weichteilsarkomrezidiven und die Thermochemotherapie mit ggf. nachfolgender Tumorresektion sowie intraoperativer Bestrahlung in Betracht. Bei Extremitätentumoren muß in diesen Fällen auch die Indikation zu einer isolierten hyperthermen Zytostatikaperfusion überprüft werden [41, 51, 55, 97].

Die vorgestellten Therapiestrategien für Weichteilsarkomrezidive haben z. Zt. weitgehend experimentellen Charakter und sind hinsichtlich der lokalen Kontrolle und Überlebensraten nicht abschließend beurteilbar. Manche Therapieansätze erscheinen jedoch vielversprechend und sollten nach erfolgreicher Pilotierung im Rahmen prospektiv randomisierter Studien geprüft werden.

Zukünftige Entwicklungsperspektiven

Die Entwicklungen in der modernen Onkologie haben z. T. eindrucksvolle Verbesserungen der lokalen Tumorkontroll- und Überlebensraten bei Weichteiltumoren erzielen lassen. Dazu gehören neben der Einführung radikaler Resektionstechniken auch strahlentherapeutische Fortschritte durch die Megavolt-Therapie und computerisierte Bestrahlungsplanung. Auch die Chemotherapie konnte bei den hochgradig malignen Weichteiltumoren zu effektiven Palliativansätzen mit in Einzelfällen kurativer Perspektive beitragen. Neben diesen methodischen Entwicklungen kommt besonders dem gezielten Einsatz dieser Modalitäten in sequentiellen bzw. simultanen kombinierten Therapiestrategien eine zentrale Stellung zu, da gegenwärtig die Möglichkeiten monomodaler Therapien weitgehend ausgeschöpft sind. Die intensive Kooperation zwischen den an der Tumorbehandlung beteiligten Disziplinen führt zu einer Erweiterung des Kenntnisstands über fachfremde Behandlungsmodalitäten und damit optimalen Ausschöpfung therapeutischer Optionen im Sinne der Patienten. Regelmäßige Tumorkonferenzen aller an der Behandlung einer Tumorentität beteiligten Disziplinen sollten daher als eine „conditio sine qua non" einer adäquaten Therapieplanung gefordert werden. Weitere Fortschritte in der Onkologie sind nur in enger Kooperation und durch Weiterentwicklung vielversprechender Therapieansätze, wie z. B. der Thermo- und Chemoradiotherapie bzw. Photonenpräzisionsbestrahlung zu erwarten.

Zusammenfassung

Weichteilsarkome sind mit <1 % aller Tumoren im Erwachsenenalter selten. Die Mehrzahl der Weichgewebstumoren sind gutartig. Nur ca. 1 % erfüllen klinisch und histopathologisch Malignomkriterien. Die Tumoren werden häufig unter Verzicht auf eine primäre bildgebende Diagnostik extrakapsulär reseziert. Dies führt im Malignomfall zu Schwierigkeiten einer adäquaten postoperativen Bestrahlungsplanung. Daher sollen grundsätzlich alle Weichgewebstumoren, die eine kurze Anamnese aufweisen, bis zum Beweis des Gegenteils als maligne Neoplasien betrachtet werden. Generell sollte der Modus der Tumorresektion erst nach CT/MRT-Diagnostik und initialer Biopsie mit histologischer Verifizierung der Dignität des Tumors festgelegt werden. Im Fall von benignen Weichgewebsgeschwülsten reicht eine Resektion knapp in sano, während bei malignen Weichteilsarkomen eine lokal weite Resektion erfolgen muß. Da 50–60 % aller Weichteilsarkome an den Extremitäten lokalisiert sind, ist das wichtigste Ziel aller onkologischen Bemühungen die lokale Tumorkontrolle unter Erhaltung der Funktionalität. Angesichts des in den meisten Fällen bei Diagnosestellung schon lokal fortgeschrittenen Tumorwachstums kann die alleinige Chirurgie unter onkologischen Radikalitätskriterien nur mit Funktionsverlust (Amputation) erfolgreich sein. Die konservative Tumorresektion mit einer Normalgewebsmanschette von 2–3 cm und postoperativ hochdosierter Nachbestrahlung steht den radikal chirurgischen Techniken bezüglich der lokalen 5-J. Kontrollraten nicht nach und hat den Vorteil der Extremitätenerhaltung. Bei konservativ chirurgisch nicht erzielbaren Sicherheitsgrenzen kommt eine präoperative Bestrahlung zur Induktion einer partiellen Remission mit anschließender Resektion in Frage. Auch die Neutronentherapie scheint für Weichteilsarkome, insbesondere bei makroskopischen Residuen und hohem Differenzierungsgrad vorteilhaft zu sein. Darüber hinaus existieren in jüngster Zeit eine Vielzahl von multimodalen Therapieansätzen, die jedoch noch als experimentell einzustufen sind und ihre Wertigkeit, vorwiegend in klinischen Rezidivprotokollen, unter Beweis stellen müssen.

Die empirisch-klinische tradierte Strahlenresistenz der Weichteilsarkome ist nach den Ergebnissen neuerer klinischer und experimenteller Studien nicht mehr haltbar. Die histomorphologische Heterogenität der Weichteilsarkome scheint sich auch in radiobiologischen Parametern wie Strahlensensitivität, Erholungsvermögen und Sauerstoffsättigung der Tumoren wiederzuspiegeln und berechtigt zu der Annahme, daß mit der Verfügbarkeit prädiktiver Tests eine an biologischen Kriterien orientierte individuelle Patientenselektion und Therapie möglich sein wird.

Literatur

1. Abbatucci JS, Boulier N, de Ranieri J, et al. (1984) Radiotherapy as an integrated part of treatment of soft tissue sarcomas. Radiother Oncol 2: 115–121
2. Abe M, Takahashi M (1981) Intraoperative radiotherapy: The Japanese experience. Int J Radiat Oncol Biol Phys 7: 863–868
3. Abe M, Takahashi M, Ono K, et al. (1988) Japan gastric trials in intraoperative radiation therapy. Int J Radiat Oncol Biol Phys 15 1431–1433
4. Abe M (1989) Today's position of intraoperative radiotherapy. 2nd Symposium on intraoperative radiation therapy, Innsbruck, Sept. 11–14: Abstr 1
5. Assad WA, Nori D, Hilaris BS, et al. (1986) Role of brachytherapy in the management of desmoid tumors. Int J Radiat Oncol Biol Phys 12: 901–906
6. Baker FL, Spitzer G, Ajani JA, et al. (1986) Drug and radiation sensitivity of human tumor cells using cell-adhesive matrix and supplemented medium. Cancer Res 46: 1263–1274
7. Bamberg M, Budach V, Hoederath A, Schmitt G (1989) Die Rolle der Strahlentherapie im interdisziplinären Behandlungskonzept der Weichteilsarkome. In: Wilms K,

Rückle (Hrsg) Diagnostische und therapeutische Entwicklungen der Hämatologie und Onkologie. Zuckschwerdt, München, S 324–329

8. Barkley HT, Martin RG, Romsdahl MM, et al. (1988) Treatment of soft tissue sarcomas by preoperative irradiation and conservative surgical resection. Int J Radiat Oncol Biol Phys 14: 693–699

9. Baumann M, DuBois W, Suit, HD (1990) Response of human squamous cell carcinoma xenografts of different sizes to irradiation: Relationship of clonogenic cells, cellular radiation sensitivity in vivo, and tumor rescuing units. Radiat Res 123: 325–330

10. Brant TA, Parsons JT, Marcus RB, et al. (1990) Preoperative irradiation for soft tissue sarcomas of the trunk and extremities in adults. Int J Radiat Oncol Biol Phys 19/4: 899–906

11. Budach V (1989) Habiliationsschrift, Universität Essen

12. Budach V, Stuschke M, Budach W, Sack H (1989) Radiosensitivity and repair capacity of two xenografted soft tissue sarcomas to photons and fast neutrons. Int J Radiat Biol 56/5: 593–596

13. Budach V, Stuschke M, Budach, et al. (1990) Xenografts of five human leiomyosarcomas: Radiation response after ^{60}cobalt- and d(14)+Be neutron single doses. Strahlenther Onkol 166/1: 14–17

14. Budach V, Dinges S, Bamberg M, et al. (1990) Neutron boost irradiation of soft tissue and chondrosarcomas at the West German Tumour Centre in Essen. Strahlenther Onkol 166/1: 63–68

15. Budach V, Bamberg M (1990) Therapie der Weichteilsarkome auf radiotherapeutischer Sicht. Der Chirurg 2: 12–14

16. Budach V, Stuschke M, Budach W, et al. (1990) Radiation response in 10 high grade human soft tissue sarcoma xenografts to photons and fast neutrons. Int J Radiat Oncol Biol Phys 19/4: 941–943

17. Budach V, Sack H (1991) Grundlagen und Indikationen der Neutronentherapie. Dt Ärztebl 88/27: 2376–2384

18. Budach V, Budach W, Stuschke M, et al. (1991) Ranking of human tumor xenografts in the TCD_{50} - and regrowth delay assay. Int J Radiat Oncol Biol Phys 21 (Suppl I): 150–151

19. Budach V (1991) The role of fast neutrons in radiooncology – A critical appraisal. Strahlenther Onkol 167/12: 677–692

20. Budach V (1991) Aktueller Stand der Strahlentherapie von Weichteil- und Knochensarkomen im Erwachsenen- und Kindesalter. In: Venbrocks R (Hrsg) Jahrbuch Orthopädie 1991/92. Biermann, Zülpich, S 61–92

21. Budach V, Böhmer D, Feldmann HJ, et al. (1992) Oxygen concentration in six human tumor xenografts. In: Fiebig HH, Berger DP (eds) Immunodeficient mice in oncology. Contrib Oncol 42: 246–250. Karger Basel, München, Paris, London

22. Budach W, Budach V, Stuschke M, et al. (1992) The TCD_{50} and regrowth delay assay in human tumor xenografts: Differences and implications. Int J Radiat Oncol Biol Phys (im Druck)

23. Cadman NL, Soule EH, Kelly PJ (1965) Synovial sarcoma – An analysis of 134 tumors. Cancer 18: 613–627

24. Cancer Patient Survival Report, No4 (1976) US Department of Health, Education and Wellfare (NIH)

25. Cantin J, McNeer GP, Chu FC, Booher RJ (1968) The problem of local recurrence after treatment of soft tissue sarcoma. Ann Surg 168: 47–53

26. Chang AE, Rosenberg, SA (1988) Clinical evaluation and treatment of soft tissue tumors. In: Enzinger FM, Weiss SW (eds) Soft tissue tumors. Mosby, St. Louis, pp 19–42

27. Chang EC, Rosenberg SA, Glatstein EJ, Antman KH (1989) Sarcomas of soft tissue. In: De Vita VT, Hellmann S, Rosenberg SA (eds) Cancer – Principles and Practice of Oncology, 3rd edn. Lippincott, Philadelphia, pp 1345–1398

28. Cole SPC (1986) Rapid chemosensitivity testing of human lung tumour cells using the MTT assay. Cancer Chemother Pharmacol 17: 259–264

29. Collins C, Hajdu SI, Godbold J, et al. (1986) Localized, operable soft tissue sarcoma of the lower extremity. Arch Surg 121: 1425–1433
30. Dewar JA, Duncan W (1985) A retrospective study of the role of radiotherapy in the treatment of soft-tissue sarcoma. Clin Radiol 35: 629–632
31. Dinges S, Budach V, Feldmann HJ, et al. (1990) Therapie maligner Weichteilsarkome mit Low-LET Strahlung. Zbl Radiol 141/3–4: 314
32. Dinges S, Budach V, Feldmann HJ, et al. (1992) A retrospective analysis of local failures in 102 patients with soft tissue sarcomas. J Cancer Res Clin Oncol, Supp 118 R96
33. Eilber FR, Eckhardt J, Morton DL (1984) Advances in the treatment of sarcomas of the extremity. Cancer 54: 2695–2701
34. Eilber FR, Huth JF, Mirra J, Rosen G (1990) Progress in recognition and treatment of soft tissue sarcomas. Cancer 65: 660–666
35. Enzinger F, Lattes R, Torloni H (1969) Histological typing of soft tissue tumours. WHO, Geneva
36. Enzinger R, Weiss W (1988) Soft tissue tumors. Mosby, St. Louis
37. Finsterer H (1915) Zur Therapie inoperabler Magen- und Darmkarzinome mit Freilegung und nachfolgender Röntgenbestrahlung. Strahlenther 6: 205–213
38. Fletcher GH (1980) Basic clinical parameters. In: Fletcher GH (ed) Textbook of Radiotherapy. Lea & Febiger, Philadelphia, pp 180–222
39. Gerner RE, Moore GE, Pickren JW (1975) Soft tissue sarcomas. Ann Surg 181: 803–808
40. Gilbert HA, Kagan AR, Winkley J (1975) Soft tissue sarcomas of the extremities: Their natural history, treatment, and radiation sensitivity. J Surg Oncol 7: 303–317
41. Göhl J, Tonak J (1986) Die regionale hypertherme Zytostatikaperfusion bei malignen Melanomen und Weichgewebstumoren der Extremitäten. In: Hottenrott C, Nagel K Lorenz M (Hrsg) Regionale Chemotherapie der Leber und Extremitäten-Standort bestimmung. Kehrer, Freiburg, S 328–332
42. Goldson AL, Ashaveri E, Espinoza MC, et al. (1981) Single high dose intraoperative electrons for advanced stage pancreatic cancer: Phase I pilot study. Int J Radiat Oncol Biol Phys 7: 869–874
43. Greager JA, Patel MK, Briele HA, et al. (1985) Soft tissue sarcoma of the adult head and neck. Cancer 56: 820–824
44. Griffin TW, Wambersie A, Laramore G, Castro J (1988) Hight LET: Heavy particle trials. Int J Radiat Oncol Biol Phys 14 (Suppl I): 83–92
45. Guiliano AE, Eilber FR, Morton DL (1982) The management of locally recurrent soft tissue sarcoma. Ann Surg 196, 87–91
46. Gunderson LL, Cohen AC, Dosoretz DD, et al. (1983) Residual unresectable, or recurrent colorectal cancer: External beam irradiation and intraoperative electron beam boost with or without resection. Int J Radiat Oncol Biol Phys 9: 1597–1606
47. Hall E.J (1988) Radiobiology for the radiobiologist. 3rd edn. Harper & Row, New York Evanston San Francisco London
48. Hare HF, Cerny MF (1963) Soft tissue sarcoma: A review of 200 cases. Cancer 16: 1332
49. Hoekstra HJ, Sindelar WF, Kinsella, TJ (1988) Surgery with intraoperative radiotherapy for sarcomas of the pelvic girdle: A pilot experience. Int J Radiat Oncol Biol Phys 10: 1013–1016
50. Issels RD, Mittermüller J, Gerl A, et al. (1991) Improvement of local control by regional hyperthermia combined with systemic chemotherapy (Ifosfamide plus Etoposide) in advanced sarcomas: updated report on 65 patiernts. J Cancer Res Clin Oncol 117 (Suppl IV): S 141–147
51. Karakousis CP, Lopez R, Catane R, et al. (1980) Intraarterial adriamycin in the treatment of soft tissue sarcomas. J Surg Oncol 13: 21–27
52. Kinsella TJ, Loeffler JS, Fraass BA, Tepper J (1983) Extremity preservation by combined modality therapy in sarcomas of the hand and foot: An analysis of local control, disease free survival and functional results. Int J Radiat Oncol Biol Phys 9/8: 1115–1119

53. Kinsella TJ, Sindelar WF, deLuca AL, et al. (1985) Tolerance of peripheral nerve to intraoperative radiotherapy (IORT): Clinical and experimental studies. Int J Radiat Oncol Biol Phys 11: 1579–1585
54. Koh W, Laramore GE, Griffin, Russell, KJ, et al. (1989) Fast neutron radiation for inoperable and recurrent salivary gland cancers. Am J Clin Oncol 12/4: 316–319
55. Krüger I, Ghussen F (1986) Ergebnisse der lokalen Zytostatikaperfusion der Extremitäten bei Patienten mit malignen Weichgewebstumoren. In: Hottenrott C, Nagel K, Lorenz M (Hrsg) Regionale Chemotherapie der Leber und Extremitäten-Standortbestimmung. Kehrer, Freiburg, S 357–360
56. Laramore GE, Griffith JT, Boespflug M, Pelton JG, et al. (1989) Fast neutron radiotherapy for sarcomas of soft tissue, bone, and cartilage. Am J Clin Oncol 12/4: 320–326
57. Lawrence W Jr, Donegan WL, Nachimuth N, et al. (1987) Adult soft tissue sarcomas. A pattern of care survey of the American College of Surgeons. Ann Surg 205: 349–359
58. Leibel SA, Transbaugh RF, Wara WM, Beckstaed JH, et al. (1982) Soft tissue sarcomas of the extremities. Survival and patterns of failure with conservative surgery and postoperative irradiation compared to surgery alone. Cancer 50/6: 1076–1083
59. Leopold KA, Harrelson J, Prosnitz L, et al. (1989) Preoperative hyperthermia and radiation for soft tissue sarcomas: Advantage of two vs ohne hyperthermia treatments per week. Int J Radiat Oncol Biol Phys 16: 107–115
60. Licht JD, Weissmann LB, Antman, K (1988) Gastrointestinal sarcomas. Sem Oncol 15/2: 181–188
61. Lindberg RD, Martin RG, Romsdahl MM, et al. (1977) Conservation surgery and radiation therapy for soft tissue sarcomas. In: Martin RG, Ayala AG (eds) Management of primary bone and soft tissue tumors. Year Book Medical Publishers, Chicago
62. Lindberg RD, Martin RG, Romsdahl MM, Barkley HT (1981) Conservative surgery and postoperative radiotherapy in 300 adults with soft tissue sarcomas. Cancer 47: 2391–2397
63. Markhede G, Angervall L, Stener B (1982) A multivariate analysis of the prognosis after surgical treatment of malignant soft-tissue tumors. Cancer 49: 1721–1733
64. Martin RG, Butler JJ, Albores-Saavedra J (1965) Soft tissue tumors: Surgical treatment and results. In: Tumors of Bone and Soft Tissue. Year Book Medical Publishers, Chicago
65. Martin RG, Lindberg RD, Russell WO (1977) Preoperative radiotherapy and surgery in the management of soft tissue sarcoma. In: Management of primary bone and soft tissue tumors, Year Book Medical Publishers, Chicago, pp 299–307
66. McGrath PC, Neifield, JP, Lawrence W, et al. (1984) Improved survival following complete excision of retroperitoneal sarcomas. Ann Surg 200: 200–204
67. McKenna WG, Barnes MM, Kinsella TJ, et al. (1987) Combined modality treatment of adult soft tissue sarcomas of the head and neck. Int J Radiat Oncol Biol Phys 13/8: 1127–1133
68. McNeer GP, Cantin J, Chu F, Nickson JJ (1968) Effectiveness of radiation therapy in the management of sarcoma of the soft somatic tissue. Cancer 22/2: 391–397
69. Mill EED, Hering ER (1981) Management of soft tissue tumours by limited surgery combined with tumour bed irradiation using brachytherapy and supplementary teletherapy. Brit J Radiol 54: 312–317
70. Molls M, Feldmann HJ, Bamberg M, Sack H (1988) Hyperthermie als Strahlensensibilisator. Tumordiagn Ther 9: 41–48
71. Molls M, Feldmann HJ, Adler S, et al. (1988) Regional hyperthermia – thermal profiles and tumour response. In: Progress in Radiooncology IV, Transtext, Wien, pp 175–178
72. Morales PH, Lindberg RD, Barkley HT (1981) Soft tissue angiosarcomas. Int J Radiat Oncol Biol Phys 7/12: 1655–1659
73. Müller C (1912) Therapeutische Erfahrungen an 100 mit Kombination von Röntgenstrahlen und Hochfrequenz, resp. Diathermie behandelten bösartigen Neubildungen. MMW 128: 1546–1549

73a.Nielsen OS, Cummings B, O'Sullivan B, et al. Preoperative and postoperative irradiation of soft tissue sarcomas: Effect on radiation field size. Int J Radiat Oncol Biol Phys 21/6: 1595–1599

74. Oleson RR, Harrelson JM (1986) Preoperative hyperthermia (HT) and radiotherapy (RT) for extremity sarcomas: Initial results. (Abstr Vol 7). Thirty-Fourth Annual Meeting of the Radiation Research Society, Las Vegas, Nevada

75. Overgaard J (1989) The current and potential role of hyperthermia in radiotherapy. Int J Radiat Oncol Biol Phys 16: 535–549

76. Petrovich Z, Langholz B, Gibbs FA, et al. Regional hyperthermia for advanced tumors: A clinical study of 353 patients. Int J Radiat Oncol Biol Phys 16: 601–607

77. Pinedo HM, Mouridsen HT, Bramwell VHC, et al. (1986) Anthracycline analogues in advanced soft tissue sarcomas. Two EORTC randomized phase II studies Adriamycin versus Carminomycin. In: van Oosterom AT, van Unnik JAM: Management of soft tissue and bone sarcomas, Raven Press, New York, pp 169–183

78. Potter DA, Glenn J, Kinsella T, et al. (1985) Pattern of recurrence in patients with high-grade soft-tissue sarcomas. J Clin Oncol 3/3: 353–366

79. Potter DA, Kinsella T, Glatstein E, et al. (1986) High-grade soft tissue sarcomas of the extremities. Cancer 58: 190–205

80. Rich TA (1986) Intraoperative radiotherapy. Radiother Oncol 6: 207–221

81. Rosenberg SA, Kent H, Costa J, et al. (1978) Prospective randomized evaluation of the role of limb-sparing surgery, radiation therapy, and adjuvant chemoimmunotherapy in the treatment of adult soft-tissue sarcomas. Surgery 84: 62–69

82. Rosenberg SA, Tepper J, Glatstein E, et al. (1982) The treatment of soft-tissue sarcomas of the extremities. Prospective randomized evaluations of (1) limb-sparing surgery plus radiation therapy compared with amputation and (2) the role of adjuvant chemotherapy. Ann Surg 196: 305–315

83. Rouesse JG, Friedman S, Sevin DM, et al. (1987) Preoperative induction chemotherapy in the treatment of locally advanced soft tissue sarcoma. Cancer 60: 296–300

84. Russell WO, Cohen J, Enzinger F, et al. (1977) A clinical and pathological staging system for soft tissue sarcomas. Cancer 40: 1562–1570

85. Russell KJ, Laramore GE, Griffin TW, et al. (1989) Fast neutron radiotherapy in the treatment of locally advanced adenocarcinoma of the prostate. Am J Clin Oncol 12/4: 307–310

86. Sauerwein W, Eigler FW, Busch M, Sack H (1989) Intraoperative Strahlentherapie. Med Klin 84: 32–39

87. Schmitt G, Mills ED, Levin V, et al. (1989) The role of neutrons in the treatment of soft tissue sarcomas. Cancer 64: 2064–2068

88. Schmitt G, A Wambersie (1990) Review of the clinical results of fast neutron therapy. Radiother Oncol 17/1: 47–56

89. Schray MF, Gunderson LL, Sim FH, et al. (1990) Soft tissue sarcoma – Integration of brachytherapy, resection, and external irradiation. Cancer 66: 451–456

90. Shibamoto Y, Streffer C, Fuhrmann C, Budach V (1991) Tumor radiosensitivity prediction by the cytokinesisblock micronucleus assay. Radiat Res 128: 293–300

91. Shieber W, Graham P (1962) An experience with soft tissue in adults. Surg 52: 295–299

92. Shiu MH, Castro EB, Hajdu SI, Fortner JG (1975) Surgical treatment of 297 soft tissue sarcomas of the lower extremity. Ann Surg 11: 597–602

93. Shiu MH, Turnbull AD, Nori D, et al. (1984) Control of locally advanced extremity soft tissue sarcomas by function-saving resection and brachytherapy. Cancer 53: 1385–1392

94. Shiu MH, Hilaris BS (1986) Treatment of soft tissue sarcoma of limbs by function-saving resection and brachytherapy. J Canc Res Clin Oncol (Suppl 111): 14

95. Simon MA, Enneking WF (1976) The management of soft tissue sarcoma of the extremities. J Bone Joint Surg 58: 317–327

96. Slater JD, McNeese MD, Peters LJ (1986) Radiation therapy for unresectable soft tissue sarcomas. Int J Radiat Oncol Biol Phys 12/10: 1729–1734

97. Stehlin JS, de Ipolyi PD, Giovanella, BC, et al. (1975) Soft tissue sarcoma of the extremity. Multidisciplinary therapy employing hyperthermic perfusion. Am J Surg 130: 643–646
98. Steinau HU, Ehrl H, Biemer E (1988) Reconstructive plastic surgery in soft tissue sarcomas of the extremities. Eur J Plast Surg 11: 99–108
99. Streffer C, van Beuningen D (1987) The biological basis for tumour therapy by hyperthermia and radiation. Rec Res Cancer Res 104: 24–70
100. Stuschke M, Budach V, Budach W, et al. (1989) Multicellular spheroids from human soft tissue sarcomas: Radiocurability and dose fractionation effect. Int J Radiat Biol 56/5: 549–552
101. Stuschke M, Budach V, Sack H (1991) Radiosensitivity, stem cell rate, and repair capacity of human soft tissue tumors and malignant gliomas: An in vitro study using multicellular spheroids and the colony assay. In: Chapman JD, Dewey WC, Whitmore GF (eds.) Radiation Research – A twentieth-century perpective. Vol 1, p 178
102. Stuschke M, Budach V, Klaes W, Sack H (1992) Radiosensitivity, repair capacity and the proportion of stem cells in human soft tissue tumors: An in vitro study using multicellular spheroids and the colony assay. Int J Radiat Oncol Biol Phys 23/1: 69–80
103. Suit HD, Proppe KH, Mankin HJ, Woods WC (1981) Preoperative radiation therapy for sarcomas of soft tissue. Cancer 47: 2269–2274
104. Suit HD (1983) Pattern of failure after treatment of sarcoma of soft tissue by radical surgery or by conservative surgery and radiation. Cancer Treat Symp 2: 241–246
105. Suit HD, Mankin HJ, Schiller AL, et al. (1985) Staging systems for sarcoma of soft tissue and sarcoma of bone. Cancer Treat Symp 3: 29–36
106. Suit HD, Mankin HJ, Wood WC, Proppe KH (1985) Preoperative, intraoperative, and postoperative radiation in the treatment of primary soft tissue sarcoma. Cancer 55: 2659–2667
107. Suit HD (1991) Sarcoma of soft tissue in the adult. 33rd Annual Meeting of the ASTRO, Refresher course 105, Washington D.C.
108. Tepper JE, Suit HD (1985) Radiation therapy alone for sarcoma of soft tissue. Cancer 56: 475–479
109. Tepper JE, Suit HD (1985) Radiation therapy of soft tissue sarcomas. Cancer 55: 2273–2277
110. Tepper J, Rosenberg SA, Glatstein E (1982) Radiation therapy technique in soft tissue sarcomas of the extremity – Policies of treatment at the National Cancer Institute. Int J Radiat Oncol Biol Phys 8/2: 263–273
111. Tepper JE (1989) Role of radiation therapy in the management of patients with bone and soft tissue sarcomas. Sem Oncol 16/4: 281–288
112. Todoroki T, Suit HD (1986) Effect of fractionated irradiation prior to conservation and radical surgery on therapeutic gain in spontaneous fibrosarcoma of the C_3H mouse. J Surg Oncol 31: 279–286
113. Vaupel P, Kallinowski F (1987) Physiological effects of hyperthermia. Rec Res Cancer Res 104: 71–109
114. Wambersie A (1990) Fast neutron therapy at the end of 1988 – A survey of the clinical data. Strahlenther Onkol 166: 52–60
115. Werner R, Caan A (1910) über die Wirkung von Röntgenstrahlen auf Geschwülste. MMW 57: 1384
116. Windeyer SB, Dische S, Mansfield CM (1966) The place of radiotherapy in the management of fibrosarcoma of the soft tissues. Clin Radiol 17: 32–40
117. Yang JC, Rosenberg SA (1989) Surgery for adult patients with soft tissue sarcomas. Sem Oncol 16/4: 289–296
118. Young MM, Kinsella TJ, Miser JS, et al. (1989) Treatment of sarcomas of the chest wall using intensive combined modality therapy. Int J Radiat Oncol Biol Phys 16: 49–57

Die Bedeutung von Chirurgie und Radiotherapie im Behandlungskonzept bei Weichteilsarkomen im Kindes- und Jugendalter

D. Bürger, J. Treuner und M. Herbst

Die moderne Behandlung von Kindern und Jugendlichen mit Weichteilsarkomen ist multidisziplinär, multimodal. Sicher trägt eine effektive Chemotherapie ganz wesentlich zu den heute erreichten Überlebensraten bei – und das bei erheblich verbesserter Lebensqualität der Patienten, die ihre Erkrankung überstanden haben. Dennoch spielen neben der Chemotherapie die beiden anderen Säulen der Behandlung, die Chirurgie und die Strahlentherapie, nach wie vor eine wesentliche Rolle im Therapiekonzept bei Weichteilsarkomen. Deren Bedeutung soll an ausgewählten Ergebnissen der Cooperativen Weichteilsarkom-Studien CWS-81 und CWS-86 erläutert werden.

Patientengut und Ergebnisse

Die Gesellschaft für Pädiatrische Onkologie initiierte 1981 die Cooperative Weichteilsarkomstudie CWS-81 zur Behandlung von Kindern und Jugendlichen mit Weichteilsarkomen. Studiendesign und Ergebnisse sind veröffentlicht [6, 10, 12]. 1986 wurde die Studie durch die Nachfolgestudie CWS-86 abgelöst, deren abschließende Auswertung noch aussteht. Bis September 1990 waren 344 Patienten in der Studie CWS-81 und 456 Patienten in der CWS-86 Studie registriert. Auf die Gruppe der chemotherapiesensiblen Tumoren (Histologiegruppe A: Rhabdomyosarkome (RMS) mit der Untergruppe der alveolären Rhabdomyosarkome (RMA), Synovialsarkome (SYS), extraossäre Ewing-Sarkome (EES), Leiomyosarkome, periphere maligne neuroektodermale Tumoren (PNET/MPNT) und epitheloide Sarkome) entfielen 292 Patienten der Studie CWS-81 bzw. 381 Patienten der Studie CWS-86. Nach Ausschluß von Patienten, die nicht wegen ihrer primären Tumorerkrankung behandelt wurden oder die älter als 18 Jahre waren, sowie von 64 Patienten der Studie CWS-86 mit unvollständigen Daten verbleiben 265 Patienten der CWS-81 Studie und 275 Patienten der Studie CWS-86.

Die Behandlungsergebnisse bei Patienten der Histologiegruppe A mit lokalisierten Tumoren der Stadien I bis III sind in der Tabelle 1 aufgelistet. Dabei zeigt es sich deutlich, daß vor allem Lokalrezidive für ein Versagen der Therapie verantwortlich sind.

Tabelle 1. Behandlungsergebnisse bei Patienten der Histologiegruppe A (I–III)

	[n]	CWS-81	[n]	CWS-86
Tumorprogression	18	(10 %)	5	(3 %)
Therapiebedingte Todesfälle	2	(1 %)	3	(2 %)
Remission erreicht	156	(90 %)	167	(95 %)
Lokale Rezidiv	22	(14 %)	15	(9 %)
Lokales Rezidiv + Metastase	7	(4 %)	5	(3 %)
Metastasen	6	(3 %)	9	(5 %)
Patienten in CCR	119	(68 %)	133	(76 %)

Chirurgie

In den beiden Studien wurde neben dem Primäreingriff die Second-look-Operation als wesentliches Element im Gesamt-Therapiekonzept eingesetzt (Tabelle 2).

Tabelle 2. Operationen im Rahmen der CWS-Studien

Primäreingriff
– lokal operabel?
– keine Verstümmelung
– oft nur Biopsie
– LK-Revision (Lokalisation)

Verzögerter Primäreingriff

Second-look-Operation
– Überprüfung der Response
– Resektion des Resttumors
– notfalls verstümmelnd

OP bei Rezidiv oder Metastase

Primäre Operation

Die Patienten, deren Tumor zu Beginn der Therapie komplett reseziert werden konnte, haben nach wie vor die beste Prognose (Tabelle 3). Bei den Patienten, bei denen dies nicht möglich war, waren bei subtotaler Resektion mehr Lokalrezidive zu verzeichnen, als bei den Patienten, bei denen nur eine Biopsie entnommen wurde (Tabelle 4).

Obwohl es im Studienprotokoll ausdrücklich aufgeführt ist, daß bei der Primäroperation verstümmelnde Operationen unterbleiben sollten, wurden in beiden Studien eine Reihe von Patienten primär nicht organerhaltend operiert (Tabelle 5 und 6).

Tabelle 3. Einfluß des Stadiums auf DFS- bzw. EFS-Rate nach 3 Jahren bei RMS

	[n]	CWS-81 DFS-Rate[a]	[n]	CWS-86 EFS-Rate[b]
Stadium I	29	93 %	22	90 %
Stadium II	21	85 %	32	60 %
Stadium III	84	58 %	77	66 %

[a]$p < 0,01$; [b]$p=0,20$

Tabelle 4. Subtotale Resektion vs. Biopsie bei nicht resezierbaren Tumoren

CWS-86: Status nach Primär-OP

pT3:   13 Rezidive von 55 Patienten

- *subtotale Resektion:*
  pT3b: 8 Rezidive von 15 Patienten

- *nur Biopsie:*
  pT3c: 5 Rezidive von 40 Patienten

$p < 0,002$

Tabelle 5. CWS-81: Verstümmelnde Operationen (n=26)
(in Klammern Anzahl der Operationen, die davon laut Protokoll zu diesem Zeitpunkt nicht verstümmelnd hätten sein dürfen)

	Primär-OP	SL-OP	Non-Responder
Enukleation eines Auges	3 (3)	2	
Entstellender Gesichtsdefekt	2 (1)	1	1
Amputation einer Extremität	3 (2)	2	1
Anus präter naturalis	1 (1)	1	
Hysterektomie	2		
Prostatektomie	2 (2)	3 (1)	1
Sonstiges		1	

Tabelle 6. CWS-86: Resektionen

131 Patienten mit RMS, Stadium I–III, PP

78 Resektionen bei Primär-OP
   - 64 organerhaltend
   - 13 nicht organerhaltend
   - 1 keine Angabe

37 Resektionen bei der SL-OP
   - 25 organerhaltend
   - 10 nicht organerhaltend
   - 2 keine Angaben

Verzögerte Primäroperation

Bei solchen Patienten, bei denen bei lokal operablem Befund zunächst nur eine Biopsie vorgenommen worden war, sollte noch vor Beginn der Chemotherapie eine sogenannte „Verzögerte Primäroperation" mit möglichst kompletter Tumorresektion erfolgen. Die Ergebnisse dieser Operation bei 37 Patienten der Studie CWS-81 sind in Tabelle 7 aufgeführt.

Tabelle 7. CWS-81: Verzögerte Primäroperation

erzieltes Stadium	Anzahl	rezidivfrei am Leben	
I	25	24	96 %
IIA	3	3	100 %
IIB	3	2	66 %
III	6	1	17 %

Second-look-Operation (SL-OP)

Vom Protokoll war bei der Studie CWS-81 (wie auch bei der Nachfolgestudie CWS-86) die SL-OP in der 16. Therapiewoche nach zwei Chemotherapieblöcken vorgesehen. Aus verschiedenen Gründen wurde die Operation jedoch bei einigen Patienten vorgezogen oder erst nach einem dritten Chemotherapieblock durchgeführt. Wie die Abb. 1 zeigt, liegt die Rate an ereignisfrei Überlebenden (EFS) bei einer Operation nach der 20. Woche schlechter, als bei zeitgerechter oder vorgezogener Operation. Bei der Auswertung der OP-Unterlagen der Studie CWS-81 stieß man auf eine Reihe

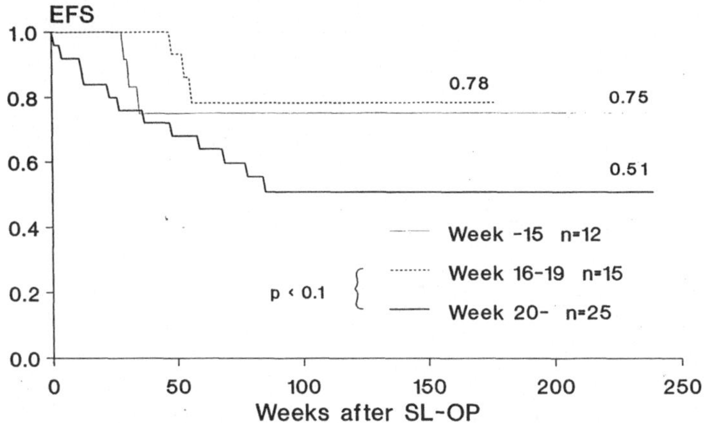

Abb. 1. Einfluß des Zeitpunktes der SL-OP auf das ereignisfreie Überleben (CWS-81, RMS, Stadium III, PP)

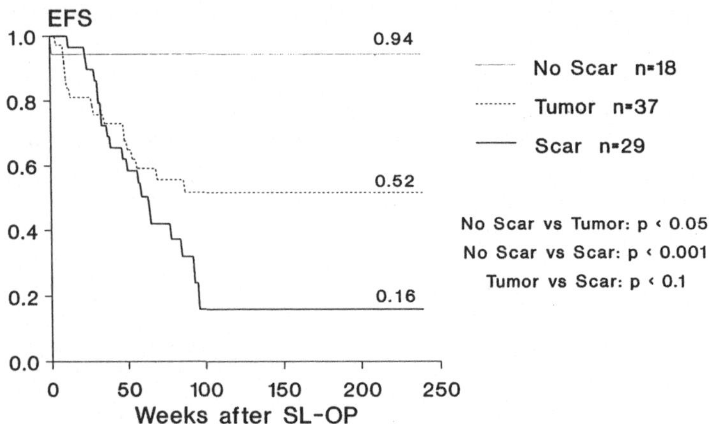

Abb. 2. Einfluß des Lokalbefundes bei der SL-OP auf das ereignisfreie Überleben (CWS-81, alle Patienten mit RMS)

von Patienten, die am Ort des Primärtumors makroskopisch nur Narbenge-webe und keinen sichtbaren Tumor aufwiesen. Diese Patienten hatten gegenüber denen, bei denen weder Narbe noch Tumor gefunden wurde, und sogar im Vergleich zu denen mit makroskopisch sichtbarem Tumorrest die schlechteste Prognose (Abb. 2). Von diesen Patienten mit Narbengewebe hatten die wiederum die bessere Prognose, bei denen das Narbengewebe komplett reseziert worden war (Abb. 3).

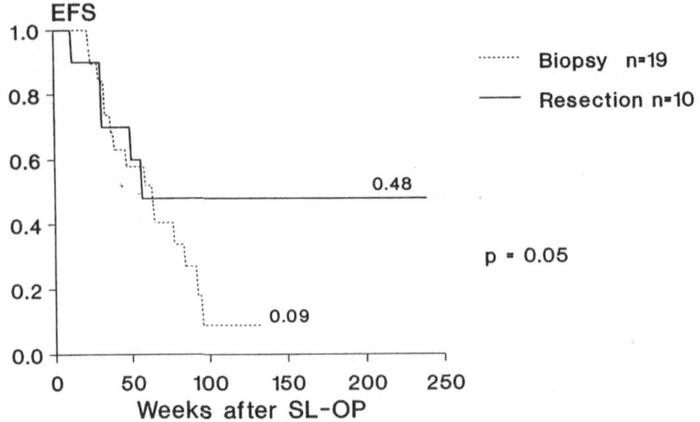

Abb. 3. Narben bei der SL-OP: Resektion vs. Biopsie (CWS-81, alle Patienten mit RMS)

Radiotherapie

Die Radiotherapie war in der CWS-81 Studie bei Non-Respondern nach dem ersten Chemotherapieblock in der 7. Woche vorgesehen, bei den anderen Patienten im Stadium III abhängig vom Befund der SL-OP im Anschluß an die Operation. Bei der Studie CWS-86 wurde die Bestrahlung für die Patienten mit einer partiellen Response auf den ersten Chemotherapieblock vorgezogen und bereits simultan zum zweiten Block Chemotherapie in hyperfraktionierter, akzelerierter und gesplitteter Technik empfohlen.

Zu Beginn der Studie CWS-81 war zunächst für alle Tumoren mit einem Stadium I keine Bestrahlung vorgesehen. Es zeigte sich jedoch sehr bald, daß es bei Tumoren der Histologiegruppe A mit Lokalisation an den Extremitäten ohne Bestrahlung häufig zu Rezidiven kam. Das Protokoll wurde daher geändert und für Extremitätentumoren auch beim Vorliegen eines primären Stadium I die Bestrahlung empfohlen. Das Ergebnis des alten Konzeptes im Vergleich zur geänderten Behandlung mit Bestrahlung ist in Abb. 4. dargestellt.

Bei alveolären Rhabdomyosarkomen (RMA) gleich welcher Lokalisation waren in der Studie CWS-86 nur bei einer Bestrahlung von mehr als 32 Gy keine Lokalrezidive zu verzeichnen (Tabelle 8).

Auch bei Rhabdomyosarkomen mit parameningealem Tumorsitz erwies sich in der Studie CWS-86 eine Bestrahlung mit mehr als 32 Gy als überlegen (Tabelle 9).

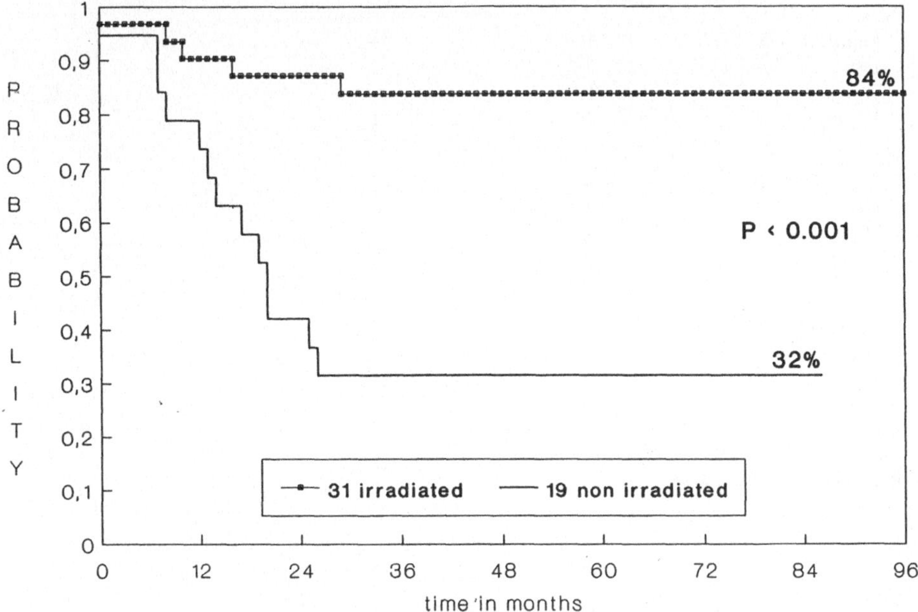

Abb. 4. Einfluß der Bestrahlung auf das erkrankungsfreie Überleben (DFS) bei Extremitätentumoren der Histologiegruppe A (CWS-81, alle Patienten der Gruppe A)

Tabelle 8. Therapieversager in Abhängkeit von der Bestrahlungsdosis bei Patienten mit alveolärem Rhabdomyosarkom. (CWS-86: PP in CR)

	Patienten		Lokalrezidiv		Anderes Versagen
RMA	*24*		*5*		*2*
0 Gy		8	1		–
< 32 Gy		7	4		1
> 32 Gy		9	–		1

0 Gy + < 32 Gy vs. > 32 Gy: p = 0,07

Tabelle 9. Parameningeale Rhabdomyosarkome. (CWS-86: Stadium III, PP, komplette Remission)

Bestrahlung < 32 Gy:
  5 Lokalrezidive von 13 Patienten

Bestrahlung > 32 Gy:
  1 Lokalrezidiv von 16 Patienten

p = 0,036

Tabelle 10. CWS-86: Therapieversager in Abhängigkeit von Bestrahlung und post-chemotherapeutischem Stadium. (RMS, III, PP in CR (n=70))

	Patienten		Lokalrezidiv		Anderes Versagen	
0 Gy	*14*		*2*		*1*	
keine SL-OP		4	–			1
Ipc		7	1			–
IIpc		1	–			–
IIIpc		2	1			–
< 32 Gy	*34*		*7*		*2*	
keine SL-OP		11	2			–
Ipc		14	4			1
IIpc		4	–			–
IIIpc		5	1			1
> 32 Gy	*22*		*1*		*1*	
keine SL-OP		8	1			1
Ipc		6	–			–
IIpc		1	–			–
IIIpc		7	–			–

0 Gy + < 32 Gy vs. > 32 Gy: p = 0,098
< 32 Gy vs. > 32 Gy: p = 0,096

Tabelle 11. Lokalbehandlung von überlebenden Patienten. (I–III, PP+NP)

Gruppe	CWS-81		CWS-86	
	A	RMS	A	RMS
Patienten	146	141	191	141
mit Bestrahlung	82 (56%)	58 (52%)	106 (56%)	73 (52%)
ohne Bestrahlung	64 (44%)	54 (48%)	85 (45%)	68 (48%)
nicht organerhaltende SL-OP	10 (7%)	7 (6%)	13 (7%)	10 (7%)

Dies trifft auch zu für Protokoll-Patienten (PP) mit Rhabdomyosarkomen im Stadium III in Remission (Tabelle 10).

Die Radiotherapie wurde in beiden Studien nur bei etwas mehr als der Hälfte der Patienten eingesetzt (Tabelle 11).

Diskussion

Bei der modernen multimodalen Behandlung von lokalisierten Weichteilsarkomen (Stadium I bis III) sind Therapieversager vor allem auf ein primäres Nichtansprechen auf die Chemotherapie oder auf lokale Rezidive nach erreichter Remission zurückzuführen (s. Tabelle 1). In der Studie CWS-86 konnte die Rate an Patienten mit primärer Tumorprogression von 10% in der Studie CWS-81 auf 3% gesenkt werden. Auch das Auftreten von Lokalrezidiven konnte von 14% auf 9% verringert werden. Dennoch ist die lokale Tumorkontrolle nach wie vor das Hauptproblem. Chirurgie und Strahlentherapie als die beiden Therapieelemente mit dem deutlichsten Einfluß auf die lokale Tumorkontrolle sind deshalb besonders zu untersuchen.

Chirurgie

Trotz Chemotherapie und Radiotherpie haben die Patienten, deren Tumor primär komplett reseziert wurde, die beste Prognose (s. Tabelle 3). Bei einem lokal operablen Tumor sollte daher immer die onkologisch radikale Tumorentfernung angestrebt werden. Verstümmelnde Operationen, die den weiteren Lebensweg der jungen Patienten ganz erheblich beeinträchtigen, sollten als Primäreingriff jedoch vermieden werden [2, 6, 7]. Wie unsere Ergebnisse und die Mitteilung anderer großer Studien zeigen, sind durch den Einsatz von Chemotherapie und Bestrahlung nicht organerhaltende Operationen oft zu vermeiden, ohne die Prognose der Kinder zu gefährden [7, 8]. Nur bei den älteren Mädchen mit einem Uterus-Rhabdomyosarkom ist eine primär radikale Tumorentfernung durch Hysterektomie notwendig, da ansonsten kaum Überlebenschancen bestehen [5].

Bei den Patienten, bei denen bei offensichtlich lokal operablem Tumor zunächst z. B. zur Diagnosestellung nur eine Biopsie entnommen wurde, sollte noch vor Beginn der Chemotherapie eine onkologisch radikale Nachexzision des Tumors erfolgen (jedoch nicht verstümmelnd). Unsere guten Erfahrungen mit der „verzögerten Primäroperation" (s. Tabelle 7) entsprechen denen anderer Gruppen („primary re-excision" (PRE) [3, 4]).

Bei allen anderen Patienten mit einem lokal nicht operablen Tumor sollte nur eine Biopsie entnommen werden. Der Grund, warum bei unseren Patienten die subtotale Resektion häufiger von Lokalrezidiven gefolgt war (s. Tabelle 4), ließ sich anhand unserer Unterlagen nicht eruieren.

Außer bei den Patienten mit einem primären Stadium I oder II stellt die Second-look-Operation bei allen anderen Patienten ein wichtiges diagnostisches und therapeutisches Element dar [13]. Dabei spielt der Zeitpunkt der SL-OP offensichtlich eine Rolle (siehe Abb. 1). Bei Patienten mit kompletter Response auf die Chemotherapie war der Zeitpunkt der Operation ohne Einfluß auf die Prognose. Bei Patienten mit inkomplettem Ansprechen auf die bisherige Behandlung könnte jedoch zum Beispiel eine Resistenzentwicklung unter Fortführen der Therapie für das schlechtere Ergebnis verantwortlich sein.

Bei den Weichteilsarkomen gibt es Tumoren, die unter Chemotherapie vollständig verschwinden. Bei der SL-OP ist dann am Ort des Primärtumors nichts mehr zu finden. Andere Tumoren verkleinern sich zwar, bleiben jedoch als Tumor sichtbar. Diese müssen bei der SL-OP notfalls auch unter Inkaufnahme von Verstümmelungen reseziert werden. Wieder andere Tumoren regredieren unter Chemotherapie unter Bildung einer sichtbaren Narbe, wie wir erstmals feststellen konnten [1]. Dieses Narbengewebe enthält offensichtlich noch einzelne Tumorzellen, die bei der histologischen Untersuchung nur schwer oder gar nicht zu finden sind. Wird dieses Narbengewebe nicht komplett reseziert oder die nachfolgende Behandlung nicht z. B. durch eine Bestrahlung erweitert, kommt es beinahe regelmäßig zum Lokalrezidiv (s. Abb. 2 und 3).

Radiotherapie

Für die lokale Tumorkontrolle bei Weichteilsarkomen spielt die Bestrahlung eine wichtige Rolle (9). Eine der Ziele der CWS-81 Studie [11] und der CWS-86 Studie war es, einerseits die Radiotherapie an das individuelle Rückfallrisiko des Patienten anzupassen, andererseits aber später mögliche Bestrahlungsfolgen soweit wie möglich zu reduzieren.

Wie das gute Ergebnis bei Patienten mit einem primären Stadium I zeigt, müssen embryonale Rhabdomyosarkome nicht bestrahlt werden (s. Tabelle 3). Eine Ausnahme hiervor stellen jedoch Extremitätentumoren dar, die auch bei primär kompletter Resektion bestrahlt werden sollten (s. Abb. 4).

Patienten mit einem alveolären Rhabdomyosarkom aller Lokalisationen und Stadien waren nur bei einer Bestrahlung von mehr als 32 Gy keine

Lokalrezidive zu beobachten (s. Tabelle 8). Im Protokoll ist eine Dosis von 48 Gy vorgesehen.

Auch bei Patienten mit parameningealem Sitz eines Weichteilsarkoms bedürfen einer Bestrahlung von mehr als 32 Gy (s. Tabelle 9). Auch hier ist im Protokoll eine Dosis von 48 Gy vorgesehen.

Durch das abgestufte und ineinander greifende Vorgehen mit einer effektiven Chemotherapie, einer in der Regel begrenzten Chirurgie und dem individuellen Risiko angepaßten Radiotherapie konnten insgesamt Ergebnisse erzielt werden, die dem Vergleich mit nationalen und internationalen Studien standhalten. Ohne Bestrahlung blieb dabei fast die Hälfte der Patienten (s. Tabelle 11).

Zusammenfassung

Chirurgie und Radiotherapie spielen nach wie vor eine entscheidende Rolle in der Behandlung von Weichteilsarkomen. Kinder mit einem postchirurgischen Stadium I haben die beste Chance eines rezidivfreien Überlebens. Das primäre Ziel sollte daher die komplette Tumorresektion sein, die gegebenenfalls durch eine primäre Nachexzision zu erreichen ist. Primär verstümmelnde Operationen sollten vermieden werden. Bei Inoperabilität sollte nur eine Probebiopsie entnommen werden.

Lokalrezidive sind die Hauptursache von Therapieversagern. Zur lokalen Tumorkontrolle eignet sich neben der Chirurgie vor allem die Radiotherapie. Ein gutes Ansprechen auf eine effiziente Chemotherapie kann die Bestrahlung unnötig machen. Andererseits ist die Bestrahlung bei schlechtem Ansprechen auf die Chemotherapie, bei Patienten mit einem alveolären Rhabdomyosarkom oder bei Patienten mit Weichteilsarkomen mit Sitz an Extremitäten oder parameningeal unbedingt erforderlich.

Durch eine Second-look-Operation wird der Tumorstatus nach der Vorbehandlung überprüft. Hierbei ist besonders auf Narbengewebe zu achten, das vitale Tumorzellen enthalten kann. Tumorreste müssen reseziert werden, jetzt auch unter Inkaufnahme von verstümmelnden Operationen.

Durch dieses abgestufte Vorgehen lassen sich nicht-organerhaltende Operationen weitgehend vermeiden und eine Bestrahlung mit all ihren möglichen Folgen ist nur bei etwa der Hälfte der Patienten mit Weichteilsarkomen erforderlich.

Literatur

1. Bürger D, Treuner J (1988) Surgical aspects in the treatment of soft tissue sarcomas: A preliminary note. Progr Pediatr Surg 22: 155–161
2. Evans AE, D'Angio GJ, Snyder H (1987) Selecting initial therapy for pediatric genitourinary cancers. Cancer 60: 480–489
3. Giuliano AE, Eilber FR (1985) The rationale for planned reoperation after unplanned total excision of soft tissue sarcomas. J Clin Oncol 3: 1344–1348

 4. Hays DM, Lawrence W, Wharam M, Newton W, Ruymann FB, Beltangady M, Maurer HM (1989) Primary reexcision for patients with microscopic residual tumor following initial excision of sarcomas of trunk and extremity sites. J Pediatr Surg 24: 5–10
 5. Hays DM, Shimada H, Raney RB (1985) Sarcomas of the vagina and uterus: The Intergroup Rhabdomyosarcoma Study. J Pediatr Surg 20: 718–724
 6. Koscielniak E, Treuner J, Jürgens H, Winkler K, Bürger D, Herbst M, Ritter J, Niethammer D, Müller-Weihrich S, Bernhard G, Keim M (1991) Die Behandlung der Weichteilsarkome im Kindes- und Jugendalter: Ergebnisse der multizentrischen Therapiestudie CWS-81. Klin Pädiatr 203: 211–219
 7. Raney RB, Gehan EA, Hays DM, Tefft M, Newton WA, Haeberlen V, Maurer HM (1990) Primary chemotherapy with or without radiation therapy and/or surgery for children with localized sarcoma of the bladder, prostate, vagina, uterus, and cervix. Cancer 66: 2072–2081
 8. Rodary C, Flamant F, Treuner J, Carli M (1990) Bladder salvage in 109 non metastatic bladder and/or prostate rhabdomyosarcoma: A report from the international SIOP workshop in rhabdomyosarcoma. Med Pediatr Oncol 18: 405
 9. Tepper JE, Suit HD (1985) Radiation therapy of soft tissue sarcoma. Cancer 55: 2273–2277
10. Treuner J, Bürger D, Herbst M, Keim M, Kaatsch P (1988) Interim results of the German Cooperative Soft Tissue Sarcoma Study (CWS-81). Recent Res Cancer Res
11. Treuner J, Kaatsch P, Anger Y, Seipp A, Spaar HJ, Gerein V, Suder J, Niethammer D (1986) Ergebnisse bei der Behandlung von Rhabdomyosarkomen bei Kindern. Ein Bericht der Cooperativen Weichteilsarkomstudie CWS-81. Klin Pädiatr 198: 208–217
12. Treuner J, Kühl J, Beck J, Ritter J, Spaar HJ, Jürgens H, Keim M, Weinel P, Brandeis W, Reiter A, Bürger D, Niethammer D (1989) New aspects in the treatment of childhood rhabdomyosarcoma: Results of the German Cooperative Soft-Tissue Sarcoma Study (CWS-81) Progr Pediatr Surg 22: 162–175
13. Wiener E, Hays DM, Lawrence W, Gehan EA, Johston J, Maurer HM (1989) Second look operations are important for children in groups III and IV rhabdomyosarcoma (RMS). Med Pediatr Oncol 17: 319

Rolle der Chemotherapie in der Behandlung der Weichteilsarkome bei Kindern und Jugendlichen

J. Treuner

Einführung

Die Chemotherapie ist in der Behandlung von Kindern und Jugendlichen mit Weichteilsarkomen ein essentieller Bestandteil. Sie hat wesentlich zur Verbesserung der Heilungschancen dieser Erkrankung in den letzten 10–20 Jahren beigetragen [1, 2]. Die Chemotherapie ist aber nur ein Teil des Behandlungskonzeptes. Die Quote der Patienten, die mit einer alleinigen Chemotherapie (abgesehen von einer diagnostischen Biopsie), geheilt werden können, ist gering, sie dürfte bei max. 20–30 % für die chemotherapiesensiblen Sarkome liegen. Andererseits ist die Chance mittels alleiniger chirurgischer Maßnahmen oder mittels einer Strahlentherapie langfristig tumorfrei zu bleiben, ebenfalls nur sehr beschränkt und liegt zwischen 20–30 %.

Obgleich der Wert der Chemotherapie im Gesamtkonzept der Behandlung der kindlichen Weichteilsarkome unbestritten ist, sind Art und Umfang der Chemotherapie sowie deren Modalitäten nicht bis in alle Einzelheiten geklärt. Es wird im Nachfolgenden versucht anhand der Erfahrungen der CWS-Studien die Rolle der Chemotherapie für die konkrete Behandlungssituation zu definieren.

Die Chemotherapie soll einerseits eine latente oder vorhandene Metastasierung verhindern bzw. zum Verschwinden bringen, und sie soll bei „primär inoperablen Sarkomen" zu einer Tumorverkleinerung führen, um die Möglichkeit der lokalen Tumorkontrolle durch Chirurgie bzw. Radiotherapie so zu verbessern, daß keine bleibenden schweren funktionellen oder kosmetischen Verluste in Kauf genommen werden müssen. Es stellt sich mit der Diagnosestellung zuerst die Frage, ob prae- bzw. postoperative Chemotherapie angezeigt ist. Diese Entscheidung wird bestimmt von der Histologie des Tumors, vom Alter des Kindes, von der Lokalisation des Tumorgeschehens und von der Tumorausdehnung.

Die histologisch verschiedenen Weichteilsarkome im Kindesalter und Jugendalter lassen sich in Bezug auf die Chemotherapieempfindlichkeit in 3 verschiedene Gruppen einteilen:

1. Sehr gut empfindliche Sarkome: Hierzu zählen die Rhabdomyosarkome, die extraossären Ewingsarkome, die undifferenzierten Sarkome, die

malignen peripheren neuroektodermalen Tumore und die Synovialsarkome.
2. Mäßig empfindliche Sarkome: Liposarkome, Leiomyosarkome, Hämangiosarkome und Epitheloide Sarkome.
3. Sehr seltene oder nicht empfindliche Sarkome wie Fibrosarkome oder maligne Schwannome.

Neben dieser prinzipiellen Chemotherapieempfindlichkeit der Weichteilsarkome gibt es individuelle Unterschiede deren Ursache bis heute nicht geklärt sind. So gibt es embryonale Rhabdomyosarkome gleicher Histologie und gleicher molekularbiologischer Daten, die nicht chemotherapieempfindlich sind, obgleich die meisten der embryonalen Rhabdomyosarkome sehr gut auf eine Chemotherapie ansprechen. Gerade diese individuellen Unterschiede der Chemotherapieempfindlichkeit werfen die Frage nach den Risiken einer praeoperativen Chemotherapie auf. Diese stellt sich besonders bei den nicht primär ohne Verstümmelung operablen Tumoren. Wird durch die Verzögerung einer wenn auch verstümmelnden aber grundsätzlich möglichen radikal-chirurgischen oder radio-therapeutischen Lokaltherapie bei unbefriedigendem Tumoransprechen unter Chemotherapie die Heilungsaussicht eines Patienten beeinträchtigt?

Ergebnisse der CWS-81-Studie

Ein Vergleich der Patienten, die eine adjuvante Chemotherapie nach primärer Tumorentfernung erhielten, mit jenen Patienten, die eine praeoperative Chemotherapie und spätere Maßnahmen der lokalen Tumorkontrolle erhielten, kann diese angesprochene Frage nicht beantworten. Zwar sind die Überlebenschancen der Patienten mit einem sogenannten Stadium I oder II nach primärer Tumorentfernung für die Gruppe der chemotherapiesensiblen Sarkome in der CWS-81-Studie signifikant besser als die der Patienten mit einer praeoperativen Chemotherapie (88 % Versus 52 % disease free survival rate) [3]. Jedoch wurde eine praeoperative Chemotherapie selektiv bei Patienten mit „inoperablen", d. h. mit lokal sehr ausgedehnten Tumoren durchgeführt. Betrachtet man hingegen für die einheitliche Gruppe der Rhabdomyosarkome mit primärem Stadium III die erkrankungsfreien Überlebenskurven getrennt nach Tumorgröße Ta versus Tb so ergibt sich, daß die Patienten mit kleinen tumoren dieser Gruppe eine mit 78 % sehr günstige Überlebenschance haben, im Gegensatz zu den Patienten mit großen Tumoren, deren Überlebenschance nur 37 % beträgt (s. Abb. 1). Ferner sieht man auf der Überlebenskurve auch das wichtige Faktum, daß die großen Tumoren offensichtlich weniger gut auf die Chemotherapie angesprochen haben bzw. daß bei ca. 28 % der Patienten mit großen Tumoren ein tumorfreier Status mit den zur Verfügung stehenden Mitteln Chemotherapie, Chirurgie und Radiotherpaie überhaupt nicht erreichbar war, während bei den kleineren Tumoren nur in ca. 5 % keine Remission

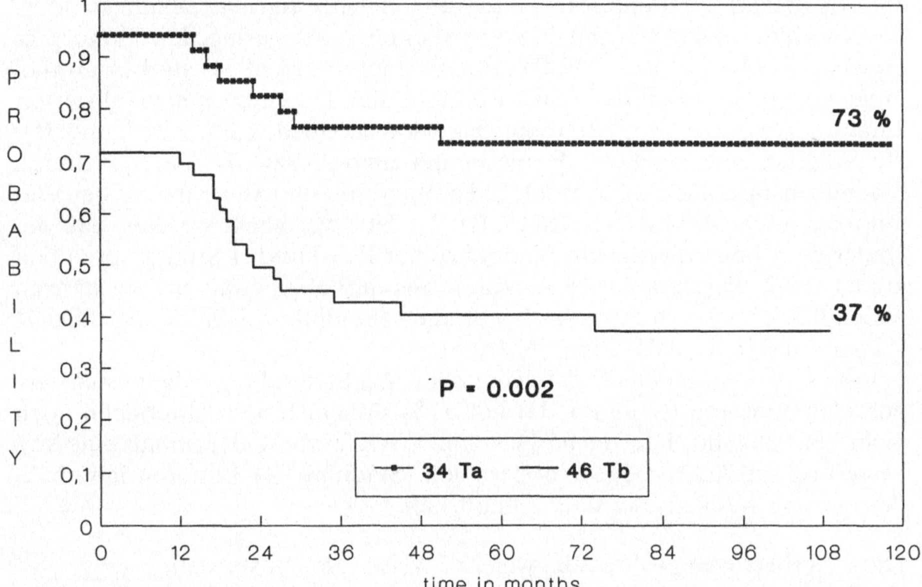

Abb. 1. Desease-free survival Rate von Rhabdomyosarkompatienten mit einem Tumordurchmesser < 5 cm (Ta) im Vergleich zu Patienten mit einem Tumordurchmesser > 5 cm (Tb). Die Patienten waren nach dem CWS-81 Protokoll behandelt (PP) und erhielten eine prae-operative Chemotherapie (Stadium III)

erreicht werden konnte. Für die Gesamtgruppe der Patienten mit lokalisierten chemotherapiesensiblen Tumoren (Gruppe A) bzw. für die Rhabdomyosarkome liegt die Non-Responserate nach initialer Chemotherapie von 7–9 Wochen in der CWS-81-Studie bei 10 %. Unter 99 Patienten mit primärem Tumorstadium III, befanden sich 8 patienten, die auf die initiale Chemotherapie nicht angesprochen haben, sogenannte Non-Responder, von diesen erreichten durch zusätzliche radikale Maßnahmen einschließlich verstümmelnder Operationen 5 Patienten eine klinisch komplette Remission, 3 dieser 5 Patienten haben langfristig überlebt.

Neben der Tumorgröße hat sich das Ansprechen auf die initiale Chemotherapie nach einem Chemotherapiezyklus von 7–9 Wochen in der CWS-81-Studie als ein wesentlicher prognostischer Faktor herausgestellt [4]. Es fand sich eine direkte Korrelation zwischen dem erreichten Tumorrückgang und der erkrankungsfreien Überlebensrate. In einer Cox'schen Regressionsanalyse ergaben sich für die CWS-81-Studie, das primäre Tumoransprechen und die Tumorgröße als die wichtigsten prognostischen Faktoren für alle lokalisierten Weichteilsarkome der Gruppe A. Von 171 primär nicht metastasierten Weichteilsarkomen, die gemäß dem Protokoll behandelt worden waren, überlebten 125 (72 %) Patienten. Davon sind 119 (68 %) in kontinuierlicher und kompletter Remission. Die lokalen Rezidive stellen mit 10 % (22 Patienten) die Hauptfehlerquote dar. Sieben Patienten (4 %) entwickelten

ein Lokalrezidiv und eine Metastasierung gleichzeitig. Die Manifestations-
rate von Metastasen war mit 3 % (6 Patienten) sehr gering. Die Tumorpro-
gressionsrate betrug 10 % (18 Patienten), 2 Patienten (1 %) starben an the-
rapiebedingten Komplikationen. Bei 35 % der Patienten mit lokalisierten
Tumoren war eine primäre Tumorresektion möglich, (Stadium I und II).
Diese hatten eine exzellente Prognose mit einer 93 bzw. 80 % ereignisfreien
Überlebensrate nach adjuvanter Chemotherapie und Bestrahlung bei V. a.
mikroskopische Tumorreste (Stad. II). Es muß vermerkt werden, daß die
Dauer der Chemotherapie im Verlauf zu der IRS-I und II-Studie wesentlich
kürzer und die cumulative Gesamtdosis an alkylierenden Substanzen
wesentlich geringer war, als in den Studien (Stadium I 5,6 g/m², Stadium II
9,2 g/m² und in der IRS I-Studie 50 g/m²).

Insgesamt aber ist das Ergebnis in der CWS-81-Studie für die primär inoperablen Tumoren (Stadium III) mit 54 % ereignisfreiem Überleben noch
nicht befriedigend. Die Nachfolgestudie CWS-86 zielte darum auf eine Verbesserung speziell für diese inoperablen (Stadium III) Tumoren innerhalb
der Gruppe A (chemosensible Tumore) ab.

Diese Verbesserung sollte auf zweierlei Weise erreicht werden:

1. durch die Einführung von Ifosfamid anstelle von Cyclophosphamid, da
   zu diesem Zeitpunkt Berichte vorlagen, die für Ifosfamid auf eine höhere
   Effektivität der Chemotherapie beinhalteten [5, 6].
2. durch die Verkürzung der praeoperativen Chemotherapiephase von 16
   auf 7–9 Wochen mit dem Ziel eine frühere zusätzliche lokale Tumorkontrolle mittels Chirurgie oder Radiotherapie zu erreichen. Die Radiotherapie sollte in hyperfraktionierter Weise simultan zur Chemotherapie
   vom 2. Therapiezyklus an, d. h. in der Zeit der 7.–16. Woche gegeben
   werden und es war vorgesehen für die Patienten mit guter Response eine
   Strahlendosis von 32 Gy und den Patienten mit schlechter Response
   (< 2/3 Tumorrückbildung) von 48 Gy zu geben.
   Unabhängig davon wurde für Patienten im Stadium I/II die Chemothe-
   rapiedauer verkürzt und auf eine Lokalbestrahlung verzichtet.

Ergebnisse der CWS-86-Studie

Die CWS-86-Studie, die in der Zeit von 1986–1990 452 Patienten regi-
strierte, läßt aufgrund der kürzeren follow-up Zeit bisher nur begrenzte
Aussagen zu. Für die primär komplett resezierten chemotherapiesensiblen
Sarkome im Stadium I scheint die Verkürzung der Therapiedauer von 36
Wochen auf 20 Wochen ohne Verlust für die Überlebenschance geblieben zu
sein. Für die Patienten mit primärer Resektion und mikroskopischen
Tumorresten (Stadium II) ist die ereignisfreie Überlebensrate durch eine
Zunahme der Lokalrezidive allerdings von 88 % auf 70 % abgesunken: Acht
von 45 Patienten im Stadium II entwickelten Lokalrezidive, davon waren 6

nicht bestrahlt. Vier dieser 6 Patienten erreichten aber eine zweite anhaltende Remission, so daß die Überlebensrate im Vergleich zur CWS-81-Studie nicht ungünstiger ist. Trotzdem ist festzuhalten, daß nach Reduzierung der Strahlentherapie für diese Patientengruppe eine höhere Lokalrezidivrate beobachtet wurde.

Für Patienten mit primärem Stadium III der chemotherapiesensiblen Sarkome ergibt sich bisher eine Verbesserung der ereignisfreien Überlebenswahrscheinlichkeit von 52 % auf 64 % von der CWS-81 zur CWS-86-Studie. Vergleicht man das Tumoransprechen nach 7–9 Wochen für diese Gruppe von Patienten in den beiden Studien so zeigt sich, daß die Kombination VAIA (CWS-86) gegenüber VACA (CWS-81) überlegen zu sein scheint. Allerdings mußten wir überrascht feststellen, daß nicht die Rate der kompletten Responder angestiegen war, sondern daß der Benefit hauptsächlich auf einer Zunahme der sogenannten guten Responder (Tumorrückgang > 2/3, aber nicht komplett) und entsprechender Abnahme der Poor-Responder (Tumorrückgang 1/3 bis 2/3) zurückgeht. Das Ausbleiben einer Zunahme auch bei der Rate kompletter Remissionen, könnte verursacht sein durch die Einführung verbesserter bildgebender Untersuchungstechniken (NMR, CT) in der Zeit von 1981 bis 1990.

Nach den bisherigen Analysen ist in der CWS-86 Studie das Tumoransprechen weiterhin ein prognostischer Faktor, der jedoch im Vergleich zur CWS-81-Studie an prediktiver Wertigkeit gegenüber der Tumorlokalisation zurückgetreten ist. Die Tumorgröße, das Tumoransprechen, die Tumorlokalisation und die Tumorausdehnung nach der T-Klassifikation haben sich als die wesentlichen prognostischen Faktoren für die lokalisierten chemotherapiesensiblen Sarkome herausgestellt. Diese Ergebnisse stehen im Einklang mit anderen Studien [7].

Eine weitere sinnvolle und vor allem klinisch praktikable Risikogruppierung fanden wir in einer retrospektiven Analyse für die CWS-81 und CWS-86-Studie durch eine primäre Klassifizierung der Patienten in 3 Risikogruppen (A, B, C). Diese ergibt sich durch eine Kombination aus primär postchirurgischem Stadium (I–III) und der Lokalisation der Tumoren. Für diese Risikogruppen ergeben sich folgende Überlebensraten:

	[n]	CWS-81 DFS-Rate[a]	[n]	CWS-86 EFS-Rate[b]
Gruppe A	27	96 %	26	84 %
Gruppe B	61	82 %	68	77 %
Gruppe C	86	54 %	82	60 %

[a]p=0,001; [b]p=0,045

Eine weitergehende Risikoeinteilung ließ sich für die Patienten in der Hochrisikogruppe C durch die Verwendung der Risikofaktoren Tumorausdehnung, Tumorgröße und Tumoransprechen treffen:

	[n]	CWS-81 DFS-Rate[a]	[n]	CWS-86 EFS-Rate[b]
günstige Gruppe	12	92 %	19	77 %
ungünstige Gruppe	55	50 %	45	66 %

[a]p=0,010; [b]p=0,463

Somit läßt sich die Hochrisikogruppe C nach den genannten Kriterien in eine Gruppe von Patienten mit günstiger Prognose und ein mit ungünstiger Prognose aufschlüsseln. Bemerkenswert ist dabei, daß sich für die Patienten der günstigen Gruppe in der CWS-81 Studie bessere oder mindestens gleichgute Heilungschancen ergaben als in der CWS-86-Studie. Gleiches gilt auch für die primäre Risikogruppierung A und B. Die Konsequenz, die aus dieser Beobachtung für die Nachfolgestudie CWS-91 gezogen wurde, ist der Rückgriff auf die VACA Chemotherapie der CWS-81 Studie für die Patienten der Risikogruppe A und B, und für Patienten aus der Hochrisikogruppe C, die sich nach initialer, intensiver Chemotherapie für die günstige Risikogruppe qualifizieren. Das Ziel liegt in einer Vermeidung der Ifosfamid bedingten nicht unerheblichen Nephrotoxizität der VAIA Chemotherapie wo dies ohne Wirkungsverlust möglich ist.

Konzept der CWS-91-Studie

Die Behandlung wird stratifiziert nach Risikogruppen, die wie folgt definiert sind:

Gruppe A
Stadium I: alle Lokalisationen *außer* parameningeale Kopf/Hals-Tumoren und Extremitätentumoren.

Gruppe B
Stadium I: parameningeale Kopf/Hals-Tumoren und Extremitätentumoren.
Stadium II: alle Lokalisationen
Stadium III: Orbita und urogenitale Tumoren *nicht* Blase/Prostata.

Gruppe C
Stadium III: alle Lokalisationen (Kopf/Hals-Tumoren, Blase/Prostata-Tumoren, Extremitätentumoren und „andere") *außer* Orbita-Tumoren und Urogenitale *nicht* Blase/Prostata-Tumoren.

Für dic ungünstige Risikogruppe C mit einer event-free-survival Rate von nur 50–60 % wurde in der neuen Studie die initiale Chemotherapiekombination durch die Substanz VP-16 intensiviert. Etoposid hat insbesondere in der

Kombination mit Ifosfamid, sowohl bei rezidivierenden Tumoren als auch in der Primärbehandlung bei Kindern mit Sarkomen ein sehr gutes Ansprechen gezeigt [8, 9]. Wir hoffen durch diese intensivere Anfangsbehandlungen eine höhere Ansprechendsrate zu erreichen und wollen andererseits aus dieser Gruppe jene Patienten herauslösen, die auch mit nachfolgender reduzierter Therapie ein sehr gutes Gesamtergebnis erzielen können. Soweit die zusammenfassende Betrachtung zur Rolle und Wirkung der Chemotherapie in den beiden zurückliegenden Therapiestudien und zum Grundkonzept der aktuellen Studie zur Behandlung der lokalisierten und chemotherapiesensiblen Sarkome im Kindesalter in der CWS-91-Studie.

Sonstige Aspekte

Nicht zur Sprache gekommen ist bisher die Wertigkeit der einzelnen zytostatischen Substanzen, die Effektivität verschiedenen Kombinationen, die Chemotherapieergebnisse bei den primär metastasierten Weichteilsarkomen, die Rolle der Knochenmarktransplantation bei Patienten mit hohem Rückfallrisiko, die Risiken der Chemotherapie in Bezug auf die akuten Nebenwirkungen und auf die Spätfolgen, sowie der Stellenwert der Chemotherapie bei den weniger chemotherapiesensiblen Weichteilsarkomen. Zu den genannten Aspekten im Nachfolgenden einige kurze und summarische Anmerkungen.

Chemotherapiekombinationen

Aus den historischen Daten und aus den bisher durchgeführten klinischen Studien haben sich als Mittel der ersten Wahl Vincristin, Actinomycin-D, Cyclophosphamid, Adriamycin und in den letzten Jahren Ifosfamid herausgestellt. Diese einzelnen Substanzen werden in Kombination als Standardmedikationen verwendet. Cisplatin bzw. Carboplatin, VP-16, Melphalan, DTIC und Mitomycin sind Substanzen die als Alternativmedikamente bei ungenügendem Ansprechen oder in der Rezidivsituation eingesetzt werden. Die Standardkombination VAC (Vincristin, Actinomycin-D, Cyclophosphamid) ist heute weitestgehend durch die Kombination IVA (Ifosfamid, Vincristin, Actionomycin-D) ersetzt worden. Sowohl in der SIOP-Studie als auch in der CWS-86-Studie im Vergleich zur CWS-81-Studie konnten durch den Austausch von Ifosfamid gegen Cyclophosphamid höhere Ansprechensraten erzielt werden [10]. In der IRS-IV-Studie wird in randomisierter Weise die Kombination VAC (Vincristin, Actinomycin, Cyclophosphamid) versus VIE (Vincristin, Ifosfamid, Etoposid) versus Ifosfamid, Actinomycin und Vincristin (IVA) bei primär nicht resektablen Tumoren geprüft. Die Kombination Ifosfamid und VP-16 wurde bei NCI-Patienten mit Weichteilsarkomen in der Primär- und der Sekundärbehandlung als äußerst wirksam erkannt [11, 12]. Über die Wertigkeit von Adriamycin in Kombination mit

den genannten Substanzen besteht große Unsicherheit. Obgleich Adriamycin als Monosubstanz sehr wirksam war, hat es zum Beispiel in der IRS im
Vergleich zweier Therapiearme mit VAC + Adriamycin versus VAC alleine
keinen Vorteil hinsichtlich des Überlebens erbracht. Auch für Cisplatin als
Alternativmedikament gibt es bisher keine eindeutige Aussagen zur Wertigkeit bei der Primärbehandlung, speziell in Kombination mit den sogenannten first-line-Substanzen.

In der IRS-III gibt es einen randomisierten Vergleich zwischen den Kombinationen VAC + Adriamycin + Cisplatin sowie VAC, Adriamycin, Cisplatin + VP-16. Daten über diesen Vergleich liegen jedoch bisher publiziert
nicht vor.

Metastasierende Sarkome

Die Effektivität der Chemotherapie müßte sich am deutlichsten bei den primär metastasierenden Weichteilsarkomen darstellen. Leider sind die Ergebnisse auch für die chemotherapiesensiblen Sarkome sehr ungünstig. Für die
eigenen Studien CWS-81 und CWS-86 betrug die Langzeitüberlebenswahr-
scheinlichkeit nur ca. 10 %- In einer gemeinsamen europäischen retrospektiven Studie betrug die desease-free-survival-rate nach 96 Monaten nur
15 % [13]. Auch die Ergebnisse in der großen amerikanischen Studie IRS
sind unbefriedigend, allerdings liegt hier die Überlebensrate nach 5-jähriger
Beobachtung bei ca. 30 % [14]. Dies ist einer bisher nicht geklärte Diffe-
renz, die ihre Ursache darin haben könnte, daß die Erhaltungstherapie in
der IRS-Studie für die Stadium IV Patienten wesentlich länger ist, als in den
europäischen Studien (2 Jahre Versus 1 Jahr). Eine andere Ursache könnte
darin liegen, daß auch die Definition des Stadium IV nicht einheitlich ist. In
der IRS-Studie befinden sich möglicherweise einige Patienten mit locore-
gionaler Tumorausbreitung, die der Stadien-Gruppe IV zugeordnet werden
und die Überlebenschance für die Gesamtgruppe anheben. Eine genaue
Analyse solcher Patienten in den europäischen Therapiestudien und der
IRS-Studie könnte in diesem Punkt eine Klärung bringen. Vor allem der
Aspekt der Dauerbehandlung ist hierbei von großer Bedeutung und sollte
sorgfältig geprüft werden.

In diesem Zusammenhang sei auch die Rolle der Knochenmarktransplantation bei den metastasierten Weichteilsarkomen erwähnt. Es liegen keine
ausreichenden Studien hierzu vor. Auch ist das Patientengut sehr heterogen
(Rezidivpatienten und Patienten mit primärer Erkrankung). Die bisher vor-
liegenden Daten erlauben jedoch keine optimistische Beurteilung bei Kindern und Jugendlichen mit metastasierten Weichteilsarkomen.

Nicht chemotherapiesensible Sarkome

Der Stellenwert der Chemotherapie bei den weniger chemotherapiesensiblen Weichteilsarkomen bedarf einer besonderen Betrachtung und würde den Rahmen dieser Abhandlung sprengen. Die Beurteilung ist schwierig, da nur kleine Fallzahlen zur Analyse zur Vergütung stehen und sehr wenig einheitliche Therapiekonzepte zur Beurteilung herangezogen werden können. Bei der Gruppe der mäßig chemotherapiesensiblen Sarkome wird man überwiegend dann eine Chemotherapie vorschalten, wenn die Resektion nur um den Preis der Verstümmelung möglich erscheint. Besonders schwierig ist die Indikationsstellung zur Chemotherapie bei dieser Gruppe von Patienten, wenn der Tumor primär gut entfernt werden konnte. Hilfreich für die Entscheidung können dabei sein, das histologische Grading, die Tumorgröße und die Wachstumsgeschwindigkeit des Tumors vor Diagnosestellung.

Nebenwirkungen und Spätfolgen

Die Frage nach den Risiken der Chemotherapie beinhaltet die akuten Nebenwirkungen während der Therapiephase und die Spätfolgen nach der Chemotherapie. In der CWS-81-Studie betrug die therapiebedingte Mortalität unter den protokollgemäß behandelten Patienten 1 % und in der CWS-86-Studie 2 %. Dieses Risiko erscheint vertretbar und es betrifft auch meist die Kinder mit geringerer Heilungschance und entsprechend intensiverer Behandlung. Bezüglich der Spätfolgen der Behandlung sind unsere eigenen Erfahrungen noch sehr begrenzt. Es sind aber derzeit verschiedene Untersuchungen im Gang, die sich mit möglichen Spätschäden am Herz, Niere, endokrinen und anderen Organen befassen und insbesondere auch mit den sekundären Malignomen.

Nach einer kürzlich publizierten Analyse von IRS I und IRS II wurden bei 17 der 1062 überlebenden Kinder und Jugendlichen Zweittumore beobachtet. Das Risiko war geringer für Patienten, die keine Bestrahlung hatten und am höchsten für jene Patienten, die Bestrahlung und Cyclophosphamid erhalten hatten. Akute myeloische Leukämie und Knochentumore waren die häufigsten Malignome. Elf der 17 Patienten hatten Tumore die im Muster dem Li-Fraumeni-Syndrom entsprachen [15]. In diesem Zusammenhang sind von äußerstem Interesse die molekularbiologischen Befunde, die bei Patienten mit Zweittumoren und bei Patienten mit cancer-family-syndrome beschrieben wurden [16].

Je höher der Anteil der Patienten ist, der durch die Behandlung mittels Chemotherapie, Chirurgie und Radiotherapie überleben, desto wichtiger wird die kritische Beschäftigung mit den möglichen Einschränkungen in der Qualität dieses Überlebens.

Literatur

1. Donaldson SS (1985) The value of adjuvant chemotherapy in the managment of sarcomas in children. Cancer 55: 2184–2197
2. Green DM, Jaffe N (1978) Progress and controversy in the treatment of childhood rhabdomyosarcoma. Cancer treatment Reviews 5, 7–27
3. Koscielniak E, Treuner J, Jürgens H, Winkler K, Bürger D, Herbst M, Ritter J, Niethammer D, Müller-Weihrich St, Bernhard G, Keim M, Kardos G (1991) Die Behandlung der Weichteilsarkome im Kindes- und Jugendalter: Ergebnisse der multizentrischen Therapiestudie CWS-81. Klin Pädiatr 203: 211–219
4. Suder J, Stienen U, Kaatsch P, Harms D, Schmidt D, Spaar HJ, Treuner J. (1986) Analyse prognostischer Faktoren beim Rhabdomyosarkom. Vorläufige univariate und multivariate Ergebnisse der cooperativen Weichteilsarkomstudie (CWS-81). Klin Pädiatr 198: 218–223
5. Niederle N, Scheulen ME, Cremer M, Schütte J, Schmidt CG and Seeber S 1983 Ifosfamide in combination chemotherapy for sarcomas and testicular carcinomas. Cancer Treatment Reviews 10 (Supplement A) 129–135
6. De Kraker I und Voute PA (1986) The role of ifosfamide in pediatric soft tissue sarcoma. Cancer Chemotherapy. Pharmacology 18 (supplement 2): 23–24
7. Rodary C, Gehan EA, Flamant F, Treuner J, Carli M, Auquier A and Maurer H (1991) Prognostic Factors in 951 Nonmetastatic Rhabdomyosarcoma in Children: A Report from the international Rhabdomyosarcoma Workshop. Medical an Pediatric Oncology 19: 89–95
8. Crist WM, Beverly Raney R, Ragab A, Heyn R, Wharam M, Weber B. Johnston J and Beltangady M (1987) Intensive chemotherapy including Cisplatin with or without etoposide for children with soft-tissue sarcomas. Medical and Pediatric Oncology 15: 51–57
9. Edmonson IH, Buckner IC, Long HJ et al. (1989) Phase II study of ifosfamide-etoposide-mesna in adults with advanced nonosseous sarcomas. I Note Inst 89: 863–866
10. Treuner J, Koscielniak E, Keim M (1989) Comparison of the rates of response of ifosfamide and cyclophosphamide in primary unresectable rhabdomyosarcomas. Cancer Chemother Pharmacol 24 (suppl): 48–50
11. Miser JS, Kinsella TY, Triche TY et al. (1987) Ifosfamide with mesna uroprotection an etopside. An effective regimen in the treatment of recurrent sarcomas and other tumors of children and young adults. I Clin Oncology 5: 1191–1998
12. Horowitz M, Bohs F, Pastiakia B (1989) Integration of ifosfamide and Vp-16 (IE) into the frontline therapy of pediatric sarcomas. Proc. Amer. Soc Clin Oncol 7: 260
13. Koscielniak E, Rodary C, Flamant F, Carli M, Treuner J, Pinkerton R, and Grotte P (1991) Metastatic Rhabdomyosarcoma and histologically similar tumors in childhood: A retrospective european multi-center analysis. Medical and Pediatric Oncology 20: 209–214
14. Ruymann FB, Newton WA, Ragab AH, Donaldson MH, Foulkes M (1984) Bone marrow metastases at diagnosis in children and adolescents with rhabdomyosarcoma. Cancer 53: 368–373
15. Heyn R, Haeberlen V, Newton WA (1991) Second malignant neoplasms in patients treated on Intergroup Rhabdomyosarcoma Studies I–II. Proc Amer Soc Clin Oncol 10: 311

Zytostatische Chemotherapie der Weichteilsarkome im Erwachsenenalter – wann ist sie indiziert?

J.H. Hartlapp

Weichteilsarkome bei Erwachsenen zählen zu den seltenen Tumoren. Während sie bei Kindern und Jugendlichen bis zu 15 Jahren 6,5 % aller bösartigen Geschwülste ausmachen, ist ihre zahlenmäßige Bedeutung mit nur 0,7 % im Erwachsenenalter gering. Die Inzidenz beträgt 1:100 000 Erwachsenen pro Jahr.

Die relative Seltenheit der Weichteilsarkome ist ein Grund für die geringe Vertrautheit mit ihrer Diagnostik und Therapie. Außerdem kommen sie in allen Körperregionen vor, bevorzugt an den Extremitäten, und werden von verschiedensten Teilgebieten der Medizin behandelt. Sie umfassen eine große Anzahl verschiedener histologischer Entitäten und zeigen ein äußerst unterschiedliches biologisches Verhalten.

Ihre Prognose ist ganz wesentlich vom Differenzierungsgrad abhängig. So fand sich eine 5-Jahres-Überlebenszeit von 75 % bei Tumoren mit einem Differenzierungsgrad G1, von 55 % mit einem Differenzierungsgrad G2 und bei einem Differenzierungsgrad G3 nur eine Überlebensrate von 29 % (Russel et al., 1977).

Bei diesen prognostisch so unterschiedlichen Tumoren wurde nach einer Verbesserung der Prognose durch subtilere Operationstechniken, aufwendige Bestrahlungsplanungen und systemische Therapien gesucht (Bowden et al. 1958; Enneking et al. 1981; Lindberg et al. 1981; Leibel et al. 1982). Dabei wurden verschiedenste Substanzen und Substanzkombinationen mit sehr unterschiedlichem Effekt und noch unklaren Langzeitergebnissen eingesetzt.

Seit Mitte der 70er Jahre kristallisierte sich als Standardtherapie eine Kombination der vier Substanzen Adriamycin, DTIC, Vincristin und Cyclophosphamid heraus. Diese Substanzkombination setzt sich aufgrund der konsequenten und überzeugenden Entwicklung durch, die von der South-West-Oncology-Group geleistet wurde (Gottlieb et al. 1975).

In den Jahren 1969 und 1970 wurde mit einer Monotherapie mit DTIC in einer Dosierung von 250 mg/m² täglich an den Tagen 1–5 eine Remissionsrate von 17 % erreicht (Gottlieb et al. 1976). Diese Remissionsrate wurde später im Rahmen einer Studie der EORTC Soft Tissue and Bone Sarcoma Group im identischen Umfang bestätigt. Somit gilt es als gesichert, daß DTIC zu den wirksamsten Substanzen bei Weichteilsarkomen zählt (Buesa et al. 1991).

In den Jahren 1971/72 wurde die neu entwickelte Substanz Adriamycin in einer Dosis von 60–75 mg/m² bei Weichteilsarkomen eingesetzt. Damit wurde eine Remissionsrate von 33 % erreicht (O'Bryan et al. 1973). Die Kombination der beiden Substanzen Adriamycin und DTIC ergab eine Remissionsrate von 42 %, wobei jedoch die Adriamycindosis wegen überlappender Knochenmarkstoxizität auf 60 mg/m² reduziert wurde (Gottlieb et al. 1972).

Die Addition von Vincristin in einer Dosis von 1,5 mg/m² zu der Kombination von Adriamycin/DTIC führte zu keiner höheren Remissionsrate, jedoch zu einer längeren Remissionsdauer. Erst durch das Hinzufügen von Cyclophosphamid in einer Dosis von 500 mg/m² am Tag 1 wurde eine weitere Steigerung der Remissionsrate auf 56 % erreicht (Gottlieb et al. 1975). Die Kombination von Adriamycin 50 mg/m² Tag 1, DTIC 250 mg/m² Tag 1–5, Vincristin 1,5 mg/m² Tag 1 und Cyclophosphamid 500 mg/m² Tag 1 hielt als Akronym CYVADIC Einzug in die Therapie der Weichteilsarkome und galt bis Mitte der 80er Jahre als Standardkombination (Gottlieb et al. 1975; Yap et al. 1980).

Diese hohe Remissionsrate von 56 % konnte später von anderen Untersuchern nicht reproduziert werden. So zeigte eine randomisierte Studie der EORTC im CYVADIC-Arm eine Remissionsrate von 38 % bei einer mittleren Remissionsdauer von 62 Wochen (Pinedo et al. 1984). Der Kontrollarm bestand aus Adriamycin/DTIC am Tag 1 gefolgt von Cyclophosphamid und Vincristin am Tag 29. Diese neue Substanz-Kombination war entwickelt worden, um die hohe Toxizität der CYVADIC-Kombination zu vermeiden. Sie erreichte mit 14 % nur eine deutlich geringere Remissionsrate bei einer mittleren Remissionsdauer von 39 Wochen. Die sequentielle Gabe zeigte also eindeutig schlechtere Ergebnisse, so daß CYVADIC weiterhin trotz geringerer Remissionsraten als in den Studien der South-West-Oncology-Group als Standardkombination bestehen blieb.

Noch größere Unsicherheit in der Therapie der metastasierten Weichteilsarkome trat auf, als die Ergebnisse einer dreiarmigen Studie der EORTC Soft Tissue and Bone Sarcoma Group 1990 publiziert wurden (Santoro et al. 1990). Verglichen wurde eine Monotherapie mit Adriamycin in einer Dosis von 75 mg/m² Tag 1 mit einer Kombination von Adriamycin und Ifosfamid in einer Dosis von 50 bzw. 5000 mg/m² Tag 1 und mit der CYVADIC-Kombination. Aus Praktikabilitätsgründen wurde eine Modifikation der DTIC-Applikation eingeführt: DTIC wurde in einer Dosis von 750 mg/m² ebenfalls am Tag 1 wie die anderen Substanzen in der CYVADIC-Kombination verabreicht. Die Monotherapie mit Adriamycin ergab bei 212 Patienten eine Remissionsrate von 24 % und eine komplette Remissionsrate von 4 % (Vertrauensbereich 18–32 %). Die Kombination von Adriamycin und Ifosfamid ergab bei 202 Patienten eine Remissionsrate von 27 % und eine komplette Remissionsrate von 6 % (Vertrauensbereich 21–33 %). Im dritten Arm wurde die CYVADIC-Kombination bei 135 Patienten als Standardtherapie eingesetzt. Wegen erhöhter gastrointestinaler Toxizität wurde dieser Arm vorzeitig beendet. Es ergab sich eine Remissionsrate von 28 % und eine komplette Remissionsrate von 8 % (Vertrauensbereich 21–36 %). Die Auswertung der Nebenwirkungen zeigte ein deutliches Überwiegen von Übelkeit, Erbrechen und Schleimhauttoxizität unter der CYVADIC-Kombination. Die Knochenmarkstoxizität mit einer Leukopenie von < 1 000/ml war bei der Adriamycin-Ifosfamid-Kombination mit 22 % am höchsten im Vergleich zu 6 % unter der Adriamycin-Monotherapie und nur 4 % unter der CYVADIC-Kombination.

Bei diesem wenig zufriedenstellenden Ergebnis verbreitete sich Mitte der 80er Jahre eine allgemeine Skepsis gegenüber der Chemotherapie bei Weichteilsarkomen. Trotzdem wurde von verschiedenen Gruppen weiter nach wirksameren Substanzen gesucht. So hatte sich Ifosfamid auch bei Weichteilsarkomen bereits in früheren Untersuchungen als wirksame Substanz herausgestellt (Schnitker et al. 1976; Brühl et al. 1976). Bestätigt wurde diese Wirksamkeit durch weitere gezielte Untersuchungen (Stuart-Harris et al. 1983; Antman et al. 1985; Wiltshaw et al. 1986).

Am konsequentesten wurde diese Untersuchung von der EORTC Soft Tissue and Bone Sarcoma Group durchgeführt. So wurde u. a. die Überlegenheit von Ifosfamid gegenüber Cyclophosphamid bei Weichteilsarkomen in einer randomisierten Untersuchung bei 53 Patienten, die alle mit CYVADIC vorbehandelt waren, belegt (Bramwell et al. 1987). In beiden Armen wurde je eine partielle Remission gesehen und ein no change bei 12 Patienten im Ifosfamid- und bei nur acht Patienten im Cyclophosphamid-Arm. Ein Progressionsarrest über mindestens sechs Wochen trat unter Ifosfamid bei 62 % der Patienten ein, unter Cyclophosphamid lediglich bei 31 %, so daß bei dieser ungünstigen Patientenselektion eine höhere Wirksamkeit von Ifosfamid bei Weichteilsarkomen belegt wurde.

Auch die Aktivität des neu entwickelten Anthracyclins 4-Epirubicin wurde von der EORTC Soft Tissue and Bone Sarcoma Group bei Weichteilsarkomen untersucht. In einer randomisierten Phase-II-Phase-III-Studie wurde Adriamycin versus Epirubicin in equimolarer Dosis von 75 mg/m^2 bei 210 Patienten eingesetzt. 167 Patienten waren bezüglich Remission auswertbar. Die Rate der partiellen und kompletten Remission betrug unter Adriamycin 25 % und unter 4-Epirubicin 18 %. Dieser Unterschied ist nach dem Chi-Quadrattest mit 0,11 nicht signifikant, wobei jedoch die Toxizität des Adriamycins signifikant höher war. Bei equimolarer Dosierung zeigen also die Adriamycin-Derivate gleiche Wirksamkeit, wobei die Toxizität bei 4-Epirubicin jedoch deutlich geringer ist (Mouridsen et al. 1987).

Die Monoaktivität von zahlreichen Substanzen wie Methotrexat, Vincristin, Vepesid und Cisplatin, die in unterschiedlichen Kombinationen mit Adriamycin und Cyclophosphamid eingesetzt werden, wurde erneut geprüft und neu entwickelte Substanzen wie TGU (1,2,4-triglycidyl urasol), MDMS (methylene-dimethane sulphonate) und MZPES (M-azidophyrimethamine ethane sulphonate) wurden bezüglich ihrer Wirksamkeit evaluiert. Alle stellten sich als weniger wirksam heraus als die beiden Anthracycline, das Ifosfamid und das DTIC (Sordillo et al. 1987; Budd et al. 1990; Rouesse et al. 1987; Dombernowsky et al. 1987; Steward et al. 1989; Blackledge et al. 1989).

Zahlreiche Untersuchungen haben eine enge Korrelation zwischen der Höhe der Dosis des Anthracyclins Adriamycin und auch des Alkylans Ifosfamid und den jeweiligen Remissionsraten nachweisen können (Schoenfeld et al. 1982; Klein 1983). In der Kombinationstherapie muß die Dosis dieser beiden Substanzen wegen überschneidender Knochenmarkstoxizität reduziert werden, so daß ihre volle Wirksamkeit nicht ausgeschöpft werden kann.

Mit dem Ziel, die Therapieergebnisse bei Patienten mit metastasierten Weichteilsarkomen zu verbessern, prüften wir die Kombination von Epidoxorubicin und Ifosfamid in Form einer Hoch-Dosis-Therapie. Wir applizierten beide Substanzen in hoher Einzeldosis sequentiell im Abstand von 3–4 Wochen. Epidoxorubicin wurde in einer Dosis von 150 mg/m² als Kurzinfusion verabreicht, gefolgt von Ifosfamid in einer Dosis von 2,5 g/m² an den Tagen 1–5 unter Mesna-Protektion. Die Zwischenauswertung der ersten 51, teilweise unterschiedlich vorbehandelten Patienten erbrachte eine Remissionsrate von 37 %, davon 8 % komplette und 29 % partielle Remissionen. Bei weiteren 33 % wurde eine deutliche Tumorrückbildung gemessen, wobei jedoch die Kriterien einer 50 %igen Tumorreduktion nicht erreicht wurden. In 39 % der Fälle lag mindestens über vier Monate ein Wachstumsstillstand vor und lediglich bei 12 % der Patienten hielt der Tumorprogreß an. Die Toxizität für Epidoxorubicin ist in Tabelle 1 und für Ifosfamid in Tabelle 2 nach WHO-Kriterien dargestellt. Bei beiden Substanzen stand die Hämatotoxizität im Vordergrund, so daß ohne den Einsatz von Wachstumsfaktoren die Zytostatikadosis nicht weiter gesteigert werden kann.

Tabelle 1. Weichteilsarkome. Sequentiell EPIDOX-IFX

	Nebenwirkungen EPIDOX				
WHO	0	1	2	3	4
ANE	4	48	44	19	4
Mukositis	58	13	10	13	6
Leukozyten	0	0	6	73	21
Thrombozyten	0	0	6	87	8

Tabelle 2. Weichteilsarkome. Sequentiell EPIDOX-IFX

	Nebenwirkungen IFX				
WHO	0	1	2	3	4
ANE	10	19	42	21	8
Kreatinin	94	6	0	0	0
Hämaturie	54	40	4	0	0
Leukozyten	0	0	2	90	8
Thrombozyten	0	6	65	27	2
Neurotoxizität	–	–	–	–	–

Im Rahmen einer prospektiv randomisierten Studie werden wir diesen Ansatz überprüfen und eine sequentielle Hoch-Dosis-Therapie mit Epidoxorubicin-Ifosfamid mit einer Standard-Dosierung mit Adriamycin-Ifosfamid vergleichen. Die Dosis im konventionellen Arm beträgt $50\,mg/m^2$ Adriamycin am Tag 1 und $1,5\,g/m^2$ Ifosfamid an den Tagen 1–5 in Kombination mit Mesna.

Eine Verbesserung der Therapieergebnisse konnte auch im Rahmen einer Phase-II-Studie der EORTC gezeigt werden, die eine als optimal bezeichnete Dosis von $75\,mg/m^2$ Adriamycin und $5\,g/m^2$ Ifosamid in Kombination mit GM-CSF prüfte (Steward et al. 1991).

Wegen der hohen Lokalrezidiv- und Fernmetastasierungsrate bei Weichteilsarkomen wurde parallel zur Entwicklung der Chemotherapie bei Patienten mit metastasierten Weichteilsarkomen versucht, die Prognose durch eine adjuvante Therapie zu verbessern. Die Forderung nach einer adjuvanten Therapie ist auch durch die ungünstige 5-Jahre-Überlebenszeit, insbesondere bei Patienten mit G3-Tumoren, begründet (Russel et al. 1977). Trotz zahlreicher Bemühungen verschiedener kooperativer Studiengruppen über mehr als zehn Jahre kann jedoch zur Zeit keine definitive Antwort zum Stellenwert einer adjuvanten Therapie gegeben werden. So wurden bis Mitte der 70er Jahre adjuvante Studien bei Patienten mit Weichteilsarkomen durchgeführt und mit historischen Kontrollgruppen verglichen. Diese Ergebnisse waren vielversprechend und schienen auch auf einen Unterschied hinzudeuten. In randomisierten Studien fiel dann jedoch die Überlebenszeit im Kontrollarm deutlich länger aus als in den zuvor hinzugezogenen historischen Kontrollgruppen. So fand sich lediglich in zwei von zehn prospektiv randomisierten Adjuvansstudien eine signifikante Verlängerung der Überlebenszeit durch eine adjuvante Therapie (Ravaud et al. 1990, Gherlinzoni et al. 1986). Zwei weitere Studien konnten eine Verlängerung des rezidivfreien Überlebens mit einer adjuvanten Therapie nachweisen, jedoch keine Verlängerung der Gesamtüberlebenszeit (Benjamin et al. 1987; Rosenberg et al. 1983). In den anderen sechs Studien konnte eine signifikante Verlängerung der rezidivfreien und der Gesamtüberlebenszeit nicht nachgewiesen werden.

Auffallend ist, daß in den Studien, in denen ein signifikanter Unterschied erarbeitet wurde, Patienten mit high-grade Tumoren bzw. Patienten mit Weichteilsarkomen an den Extremitäten überwiegen (Mazanet et al. 1991). Für diese Patientengruppe scheint es am ehesten möglich zu sein, den Wert einer adjuvanten Therapie bei Weichteilsarkomen zu belegen.

In Zusammenarbeit mit Pathologen, Chirurgen, Strahlentherapeuten und medizinischen Onkologen aktivierten wir eine prospektive randomisierte Studie zur adjuvanten Therapie bei Weichteilsarkomen im Erwachsenenalter (CWS-E) im Extremitätenbereich. Patienten mit T1G3-Tumoren und T2G2-/G3-Tumoren werden in zwei Gruppen stratifiziert. Die eine Gruppe umfaßt Patienten nach Muskelgruppenresektion bzw. Amputation, die andere Gruppe Patienten nach erweiterter Resektion und Radiatio, wobei bis zu einer Gesamtherd-Dosis von 64 Gy in Form der hyperfraktionierten akzelerierten Radiotherapie behandelt wird. Nach Randomisation wird jeweils eine Kontroll- mit einer Chemotherapiegruppe verglichen (Abb. 1). Die Chemotherapie besteht aus sechs Zyklen Adriamycin $50\,mg/m^2$ Tag 1 und Ifosfamid $1,5\,g/m^2$ Tag 1–5 mit Mesna-Schutz (Abb. 2).

Weichteilsarkome im Erwachsenenalter zeigen einen sehr unterschiedlichen Verlauf. Prognostische Faktoren sind Tumorgröße und Grading. Im Stadium der Metastasierung besitzt der Allgemeinzustand des Patienten wesentliche prognostische Bedeutung (Borden et al. 1987; Yap et al. 1980; Glabbeke et al. 1991). Bei progredienter Metastasierung und drohenden Tumorbeschwerden ist eine Chemotherapie indiziert. Die Remissionsrate liegt zwischen 30 und 40 %. In geringem Umfang werden Langzeitremissionen erreicht.

Die wirksamsten Substanzen sind die beiden Anthracycline Adriamycin und Epidoxorubicin, das Ifosfamid und das DTIC. Unter einer adäquaten supportiven Therapie sind die Nebenwirkungen sowohl bei einer Monotherapie als auch bei Kombinationstherapien tolerabel.

Eine schlüssige Antwort zur Frage der Indikation für eine adjuvante Therapie ist derzeit noch nicht möglich. Aus diesem Grund sollen Patienten mit Weichteilsarkomen in multizentrischen kooperativen Studien behandelt werden, einerseits um die Remissionsrate und Überlebenszeit der Patienten mit metastasierten Weichteilsarkomen zu verbessern und andererseits um zu

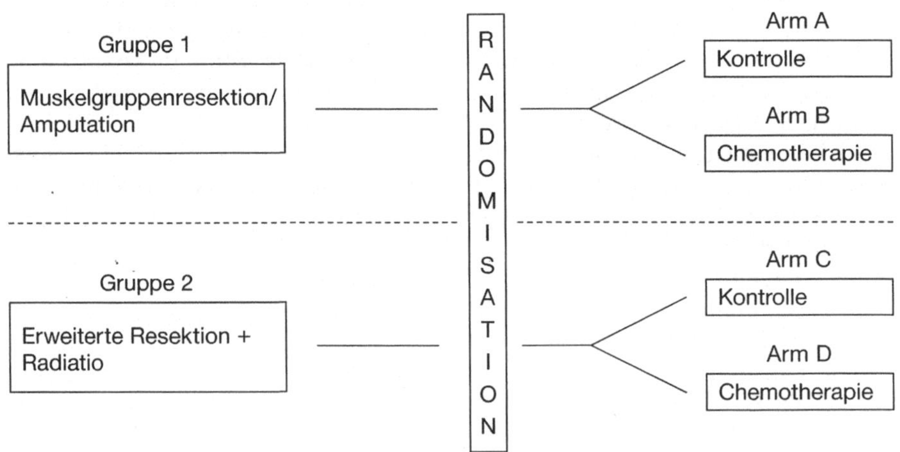

Abb. 1. CWS-E-90 Therapiestudie Weichteilsarkome (Flußdiagramm)

Strahlen- und Chemotherapie im zeitlichen Verlauf

Postoperative hyperfraktionierte akzelerierte Strahlentherapie mit Photonen ("HART") und Chemotherapie

```
MO DI MI DO FR SA SO  MO DI MI DO FR SA SO  MO DI MI DO FR SA SO
RT RT RT RT RT -- --   RT RT RT RT RT -- --   CT CT CT CT CT -- --

MO DI MI DO FR SA SO  MO DI MI DO FR
RT RT RT RT RT -- --   RT RT RT RT RT
                   -----BOOST----
```

RT = Radiotherapie
CT = Chemotherapie

Chemotherapie

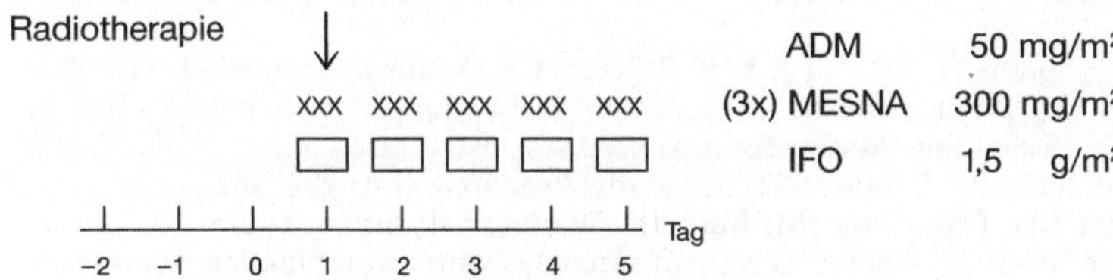

Abb. 2. Adjuvante Chemotherapie (Zeitplan)

prüfen, ob durch eine adjuvante Therapie das rezidivfreie und das Gesamtüberleben für alle Patienten oder nur für bestimmte Untergruppen verlängert werden kann.

Literatur

Antman KM, Montella D, Rosenbaum Ch, Schwen M (1985) Phase II trial of ifosfamide with mesna in previously treated metastatic sarcoma. Cancer Treat Rep 68: 499–504

Benjamin RS, Terjanian TO, Fenoglio CJ, Barkley HT, Evans HL, Murphy, Martin RG (1987) The importance of combination chemotherapy for adjuvant treatment of high-risk patients with soft tissue sarcomas of the extremities. In: Adjuvant Therapy of Cancer V. Grune & Stratton pp 735–744

Blackledge G, Verweij J, Fuchs R, Keizer J, Rodenhuis C, Rankin E, Kerbrat P, Oosterom AT van, Sylvester R, Thomas D, Rouesse J (1989) A phase II study of M-azidopyrimethamine ethane sulphonate (MZPES) in advanced recurrent soft tissue sarcoma: an EORTC Soft Tissue and Bone Sarcoma Group Study. Eur J Cancer 25: 1891–1893

Borden EC, Amato DA, Rosenbaum Ch et al. (1987) Randomized comparison of three adriamycin regiments for metastatic soft tissue sarcomas. J Clin Oncol 5: 840–850

Bowden L, Booher RJ (1958) The principle and technique of resection of soft parts of sarcoma. Surgery 44: 963–977

Bramwell VHC, Mouridsen H, Santoro A, Blackledge G, Somers R, Verweij J, Dombernowsky P, Onsrud M, Thomas D, Sylvester R, Oosterom AT van (1987) Cyclophosphamide versus ifosfamide: final report of a randomized phase II trial in adult soft tissue sarcomas. Eur J Cancer Clin Oncol 23: 311–321

Brühl P, Günther U, Hoefer-Janker H, Hüls W, Scheef W, Vahlensieck W (1976) Results obtained with fractionated ifosfamide massive-dose treatment in generalized malignant tumours. Int J Clin Pharmacol 14: 29–39

Budd GT, Metch B, Balcerzak SP, Flechtcher WS, Baker LH, Mortimer JE (1990) High-dose cisplatin for metastatic soft tissue sarcoma. Cancer 65: 866–869

Buesa JM, Mouridsen HT, Oosterom AT van, Verweij J, Wagener T, Steward W, Poveda A, Vestlev PM, Thomas D, Sylvester R (1991) High-dose DTIC in advanced soft tissue sarcomas in the adult. A phase II study of the EORTC Soft Tissue and Bone Sarcoma Group. Ann Oncol 2: 307–309

Dombernowsky P, Buesa J, Pinedo HM, Santoro A, Mouridsen HT, Somers R, Bramwell V, Onsrud M, Rouesse J, Thomas D, Sylvester R (1987) VP-16 in advanced soft tissue sarcoma: a phase II study of the EORTC Soft Tissue and Bone Sarcoma Group. Eur J Cancer Clin Oncol 23: 579–580

Enneking WF, Spanier SS, Malawer MM (1981) The effect of the anatomic setting on the results of surgical procedures for soft parts sarcoma of the thigh. Cancer 47: 1005–1022

Gherlinzoni F, Bacci G, Picci P, Lapanna R, Calderoni P, Lorenzi EG, Bernini M, Emiliani E, Barbieri E, Mormand A, Campanacci M (1986) A randomized trial for the treatment of high-grade soft tissue sarcomas of the extremities. Preliminary observations. J Clin Oncol 4: 552–558

Glabbeke M van, Thomas D, Verweij J, Woll P, Somers R, Santoro A, Buesa J, Haelst U van, Mouridsen H (1991) Prognostic factors of survival and response in patients treated with doxorubicin as first line therapy for advanced soft tissue sarcoma: an EORTC Soft Tissue and Bone Sarcoma Group (STBSG) study. Proc ECCO-6: 972, 162

Gottlieb JA, Baker LH, Quagliana JM, Luce JK, Whitecar JP, Sinkovics JG, Rivkin SE, Brownlee R, Frei E (1972) Chemotherapy of sarcomas with a combination of adriamycin and dimethyl triazeno imidazole carboxamide. Cancer 30: 1632–1638

Gottlieb JA, Baker LH, O'Bryan RM, Sinkovics JG, Hoogstraten B, Quagliana JM, Rivkin SE, Bodey GP, Rodriguez VT, Blumenschein GR, Saiki JH, Coltman C, Burgess NA, Sullivan P, Thipgen T, Bottemley R, Balcerzak S, Moon TE (1975) Adriamycin (NSC-123127), used alone and in combination for soft tissue and bone sarcomas. Cancer Chemother Rep 6: 271–282

Gottlieb JA, Benjamin RS, Baker LH (1976) Role of DTIC (NSC-45388) in the chemotherapy of sarcomas. Cancer Treat Rep 60: 199–203

Klein HO (1983) High-dose ifosfamide and mesna as continuous infusion one five days – a phase I/II trial. Cancer Treat Rev 10 [Suppl A]: 167–173

Leibel SA, Tranbaugh RF, Wara WM, Beckstead JH, Bovill EG, Phillips TL (1982) Soft tissue sarcomas of the extremities: survival and patterns of failure with conservative surgery and postoperative irradiation compared to surgery alone. Cancer 50: 1076–1083

Lindberg RD, Martin RG, Romsdahl MM, Barkley HT (1981) Conservative surgery and postoperative radiotherapie in 300 adults with soft tissue sarcomas. Cancer 47: 2391–2397

Mazanet R, Antman KH (1991) Sarcomas of soft tissue and bone. Cancer 68: 463–473

Mouridsen HT, Bastholt L, Somers R, Santoro A, Bramwell V, Mulder JH, Oosterom AT van, Buesa J, Pinedo HM, Thomas D, Sylvester R (1987) Adriamycin versus epirubicin in advanced soft tissue sarcomas. A randomized phase II/phase III study of the EORTC Soft Tissue and Bone Sarcoma Group. Eur J Cancer Clin Oncol 23: 1477–1483

O'Bryan RM, Luce JK, Talley RW, Gottlieb JA, Baker LH, Bonadonna G (1973) Phase II evaluation of adriamycin in human neoplasia. Cancer 32: 1–8

Pinedo HM, Bramwell VHC, Mouridsen HT, Somers R, Vendrik CPJ, Santoro A, Buesa J, Wagener Th, Oosterom AT van, Unnik JAM van et al. (1984) CYVADIC in advanced soft tissue sarcoma: a randomized study comparing two schedules. Cancer 53: 1825–1832

Ravaud A, Bui NB, Coindre JM, Kantor G, Stöckle E, Lagarde P, Becouarn Y, Chauvergne J, Bonichon F, Maree D (1990) Adjuvant chemotherapy with CYVADIC in high risk soft tissue sarcoma: a randomized prospective trial. In: Salmon SE (ed) Adjuvant Therapy of Cancer VI. WB Saunders Company, Philadelphia

Rosenberg SA, Tepper J, Gladstein E, Costa J, Young R, Baker A, Brennan MF, Demoss EV, Seipp C, Sindelar WF, Sugerbaker P, Wesley R (1983) Prospective randomized evaluation of adjuvant chemotherapy in adults with soft tissue sarcomas of the extremities. Cancer 52: 424–434

Rouessé JG, Oosterom AT van, Capellaere P, Kerbrat P, Groeningen CJ van, Thomas D, Benshahar D (1987) Phase II study of 1,2,4-triglycidyl urasol (TGU) in advanced soft tissue sarcoma: a trial of the EORTC Soft Tissue and Bone Sarcoma Cooperative Group. Eur J Cancer Clin Oncol 23: 1413–1414

Russel WO, Cohen J, Enzinger F, Hajdu SI, Heise H, Martin RG, Meissner W, Miller WT, Schmitz RL, Suit HD (1977) A clinical and pathological staging system for soft tissue sarcomas. Cancer 40: 1562–1570

Santoro A, Rouesse J, Steward W, Mouridsen H, Verweij J, Somers R, Blackledge G, Buesa J, Sayer H, Tursz T, Thomas D, Sylvester R, Ooesterom AT van (1990) A randomized EORTC study in advanced soft tissue sarcomas (STS): ADM vs. ADM+IFX vs. CYVADIC. Proc ASCO 9: 309

Schnitker J, Brock N, Burkert H, Fichtner E (1976) Evaluation of a cooperative clinical study of the cytostatic agent ifosfamide. Arzneim Forsch (Drug Res.) 26, Nr. 10: 1783–1793

Schoenfeld DA, Rosenbaum Ch, Horton J, Wolter JM, Falkson G, DeConti RC (1982) A comparison of adriamycin versus vincristine and adriamycin, and cyclophosphamide versus vincristine, actinomycin-D, and cyclophosphamide for advanced sarcoma. Cancer 50: 2757–2762

Sordillo PP, Magill GB, Brenner J, Cheng EW, Dosik M, Yagoda A (1987) A phase II evaluation of cisplatin in previously untreated patients with soft tissue sarcomas. Cancer 59: 884–886

Steward WP, Mouridson H, Kerbrat P, Somers R, Verweij J, Oosterom AT van, Blackledge G, Thomas D, Sylvester R (1989) Phase II trial of methylene-dimethane sulphonate (MDMS) in advanced soft tissue sarcomas of the adult. Eur J Cancer 25: 1251–1253

Steward WP, Verweij J, Somers R, Blackledge G, Clavel M, Kerbrat P, Crowther D, Tursz T, Oosterom AT van, Rouesse J, Tueni T, Soedirman M, Thomas D, Glabbeke M van (1991) High dose chemotherapy (ct) with two schedules of recombinant human Granulocyte-Macrophage Colony-Stimulating Factor (rhGM-CSF) in the treatment of advanced adult soft tissue sarcomas (sts). Proc ASCO 10: 349, No 1240

Stuart-Harris RC, Haper PG, Parsons CA, Kaye SB, Mooney CA, Gowing NF, Wiltshaw E (1983) High-dose alkylation therapy using ifosfamide infusion with mesna in the treatment of adult advanced soft-tissue sarcoma. Cancer Chemother Pharmacol 11: 69–72

Wiltshaw E, Westbury G, Harmer C, McKinna A, Fischer C (1986) Ifosfamide plus mesna with and without adriamycin in soft tissue sarcoma. Cancer Chemother Pharmacol [Suppl 2] 18: 10–12

Yap BS, Baker LH, Sinkovics JG, Rivkin SE, Bottomley R, Thigpen T, Burgess MA, Benjamin RS, Bodey GP (1980) Cyclophosphamide, vincristine, adriamycin, and DTIC (CYVADIC) combination chemotherapy for the treatment of advanced sarcomas. Cancer Treat Rep 64: 93–98

Chirurgische Vorgehensweisen beim rezidivierten und metastasierten Weichteilsarkom

P. M. Schlag

Wie kaum bei einem anderen malignen Tumor steht beim Weichteilsarkom die operative Therapie im Verbund eines multimodalen Behandlungskonzeptes. Operative Eingriffe bestimmen dabei nicht nur die Primärtherapie sondern auch die Behandlung bei Tumorrezidiv und Metastasierung (Tabelle 1 a+b). Neben der lokalen Therapie eines Tumorrückfall, ist vor allem die Behandlung der Lungenmetastasierung aus chirurgischer Sicht wichtig (Tabelle 2 a+b). Ist es schon schwierig, einheitliche und verlässliche Therapieempfehlungen bei der Primärbehandlung maligner Weichgewebstumoren abzugeben, akzentuiert sich dieses Problem in der Situation des Tumorrezidivs bzw. der Organmetastasierung. Die Unsicherheiten ergeben sich nicht nur aufgrund widersprüchlicher Erfahrungen, die sich meist aufgrund kleiner Fallzahlen und historischer Vergleiche erklären lassen, sondern insbesondere auch aufgrund der differenten therapeutischen Ausgangssituation betreffend Tumorlokalisation und -Histologie. Gesichert kann allerdings gelten, daß gerade in der Situation des Tumorrezidivs oder der Fernmetastasierung multimodale Behandlungsmaßnahmen in der Regel günstigere Ergebnisse erbringen als jede einzelne Therapieform für sich [7, 9, 12].

Tabelle 1 a,b. Therapiezuweisung von Patienten mit Weichteilsarkomen im eigenen Krankengut (Chir. Univ.-Klinik Heidelberg, 1982–1991)

a Therapiezuweisung bei Extremitätensarkomen (88 Patienten)

Primärtherapie	53 %
Rezidivtherapie	29 %
Metastasentherapie	10 %
Rezidiv- und Metastasentherapie	8 %

b Therapiezuweisung bei nicht Extremitätensarkomen (123 Patienten)

Primärtherapie	47 %
Rezidivtherapie	24 %
Metastasentherapie	16 %
Rezidiv- und Metastasentherapie	13 %

Tabelle 2 a,b. Rezidiv- und Metastasenlokalisation von Patienten mit Weichteilsarkomen, die zur operativen Therapie zugewiesen wurden (Chir. Univ.-Klinik Heidelberg, 1982–1991)

a Weichteilsarkome im Extremitätenbereich

Lokal	40 %
Lunge	31 %
Leber	6 %
Kombiniert Lokal und Organmetastasen	21 %
Lymphknoten	2 %

b Weichteilsarkome mit Lokalisation außerhalb einer Extremität

Lokal	29 %
Lunge	36 %
Leber	10 %
Kombiniert Lokal und Organmetastasen	23 %
Lymphknoten	2 %

Rezidivtherapie

Oberflächlich betrachtet mag die Behandlung kleiner Tumorrezidive im Narbenbereich unproblematisch sein. Eine alleinige chirurgische Exstirpation, scheinbar im Gesunden (Abb. 1 a–c) reicht hier allerdings in der Regel nicht aus. Das Auftreten derartiger Lokalrezidive signalisiert entweder zumindest einen äußerst lokal aggressiv wachsenden Tumor oder eine inadäquat durchgeführte Primäroperation [1]. Insbesondere spielt hierbei die intraoperative Tumorkontamination eine große Rolle [6, 8]. Trotz tumorfreier Resektionslinien, sind somit die Resektionsgrenzen immer als proble-

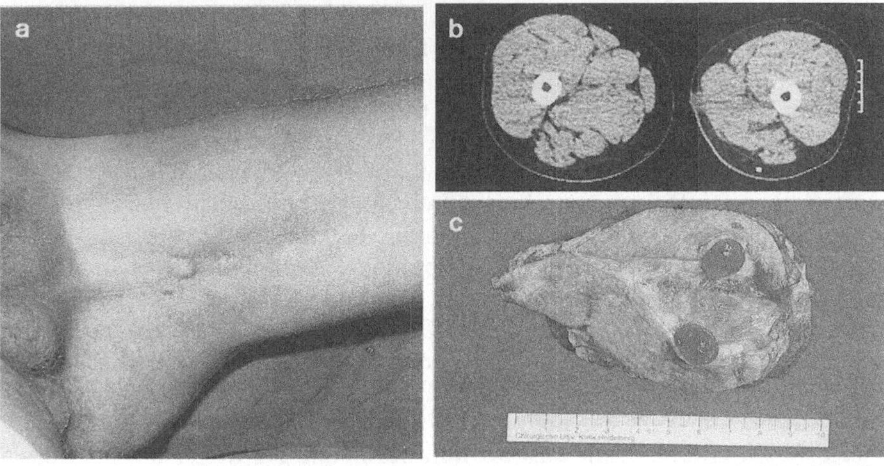

Abb. 1 a–c. Narbenrezidiv eines Weichteilsarkoms nach Muskelgruppenresektion (Adduktoren) im Oberschenkelbereich

matisch einzustufen, da beim Voreingriff anatomische Grenzstrukturen zerstört und mikroskopische Tumorresiduen auch bei scheinbar tumorfreien Resektionslinien als wahrscheinlich erachtet werden müssen. Somit ist prinzipiell unter adjuvanter Zielsetzung eine postoperative Nachbestrahlung indiziert. Die Durchführung einer solchen Behandlung ist allerdings bei vorausgegangener Bestrahlung aufgrund der Strahlensensivität des umliegenden gesunden Gewebes problematisch. Neuere Bestrahlungstechniken wie z. B. die intraoperative Strahlentherapie (IORT) und die Afterloading-Brachytherapie bieten hier günstige Ansatzmöglichkeiten, die therapeutisch notwendige Dosis auch unter dieser ungünstigen Voraussetzung applizieren zu können [4, 18, 24]. Die Vorteile dieser Bestrahlungstechniken liegen in einer gezielten Exposition der Tumorregion, wobei besonders strahlensensitive Strukturen (z. B. Nerven) oder Organe (z. B. Dünndarm, Ureter) aus dem Bestrahlungsfeld ausgelagert werden können oder aufgrund des hohen Dosisabfalls bei der Brachytherapie nicht in das unmittelbare Strahlenfeld gelangen. Diese Bestrahlungstechniken, die im Rahmen des operativen Eingriffes durchgeführt werden bzw. ihre Vorbereitung finden, spielen insbesondere auch bei der Behandlung rezidivierender intra- oder retroperitonealer Sarkome eine wichtige Rolle. Bei dieser Lokalisation ist ohnehin aufgrund der zerstörten Grenzstrukturen und der komplexen Anatomie eine radikale chirurgische Entfernung beim Tumorrezidiv kaum möglich. Intraoperative Strahlentherapie oder Nachbestrahlung der Tumorregion mittels After-loading stellen eine wichtige moderne Therapiesäule dar. Eine weitere Kombinationsmöglichkeit mit der After-loading-Technik ergibt sich zukünftig möglicherweise auch in Kombination mit der photodynamischen Tumortherapie [22]. Hier kann über die operativ eingelegten Applikationsschläuche Laserlicht appliziert werden das nach vorausgegangener Gabe eines Photosensibilisators (z. B. Photofrin-II) zu einer Tumordestruktion führen kann (Abb. 2). Eine solche Behandlung bietet sich vor allem im Bereich von Regionen an, die ungünstige Voraussetzungen für ein radiotherapeutisches Behandlungskonzept bieten, wie z. B. Tumorlokalisation im Bereich großer Gelenke, der Hände und Füße (Abb. 3 a+b). Als weitere Behandlungsalternative ist in einer solchen Situation die isolierte zytostatische Perfusions-Chemotherapie in Betracht zu ziehen [13, 20]. Hierbei wird durch einen chirurgischen Eingriff die A. und V. iliaca bzw. A. und V. subclavia des tumortragenden Beines bzw. Armes freigelegt, kanüliert und an eine Herz-Lungen-Maschine angeschlossen. Durch Tourniquet-Anlage im Achsel- oder Leistenbereich kann dann eine komplette Abtrennung zwischen Extremitäten und Systemkreislauf erreicht werden (Abb. 4 a+b). Über den extrakorporalen Kreislauf wird die Tumorregion in Hyperthermie einer Hochdosis-Zytostatika-Behandlung unterzogen. Als Zytostatika werden v. a. Kombinationen von Melphalan (1 mg/kg KG), Cisplatin (1 mg/kg KG) und Adriblastin (0,25–0.5 mg/kg KG) eingesetzt. Selbst mehrmalig rezidivierte Weichteiltumore die ausbestrahlt waren und bei welchen als therapeutische Alternative nur die Extremitätenamputation infrage kam, sind einer solchen Therapie zugänglich (Abb. 5 a–d). Tumorrückbildungen, selbst bei

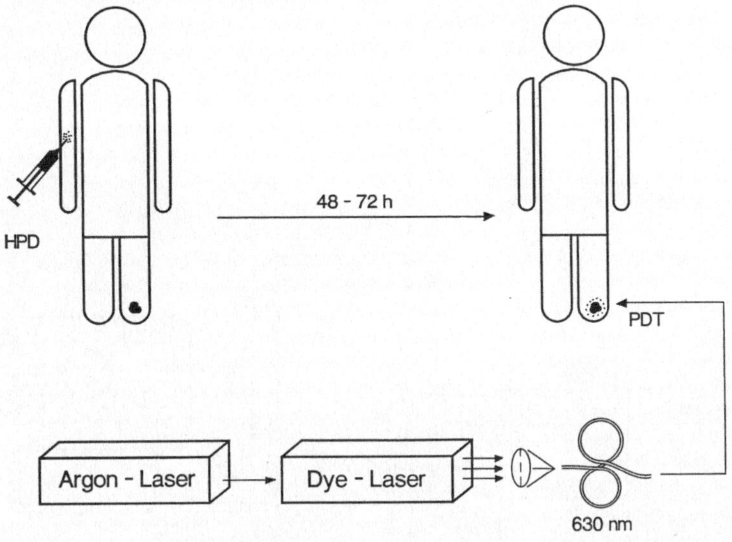

Abb. 2. Prinzip der photodynamischen Therapie (PDT). HPD=Hämatoporphyrinderivat

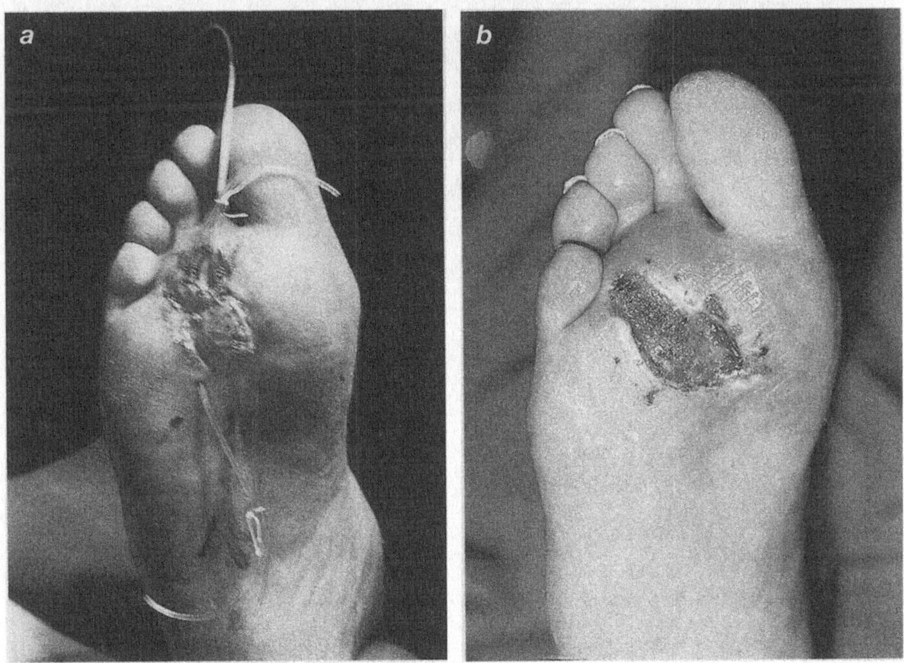

Abb. 3 a,b. Interstitielle photodynamische Therapie eines Weichteiltumors im Bereich der Fußsohle. **a** Vor Beginn der interstitiellen Laserlicht-Applikation nach legen der Applikatoren. **b** Therapieergebnis 4 Wochen nach photodynamischer Lasertherapie

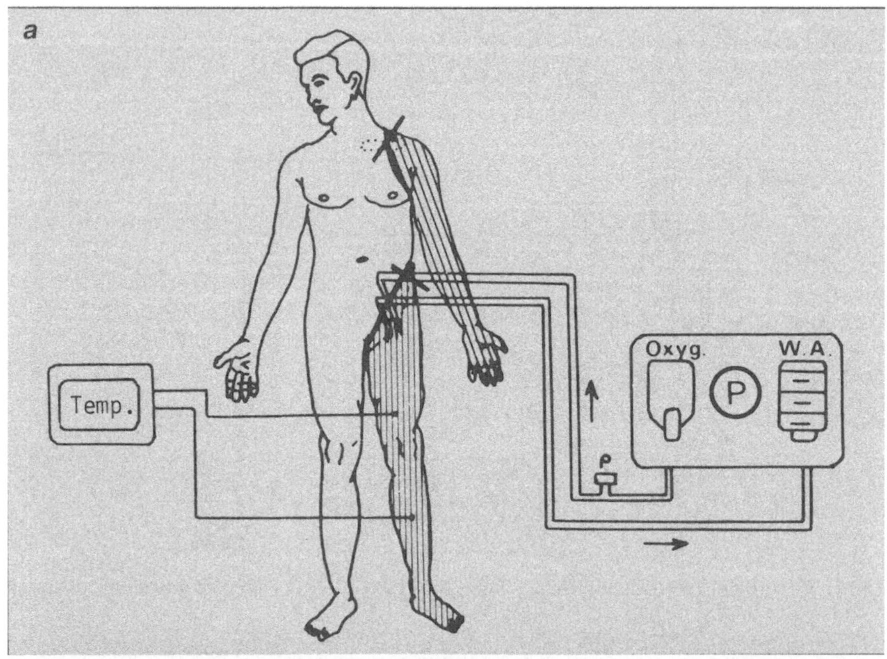

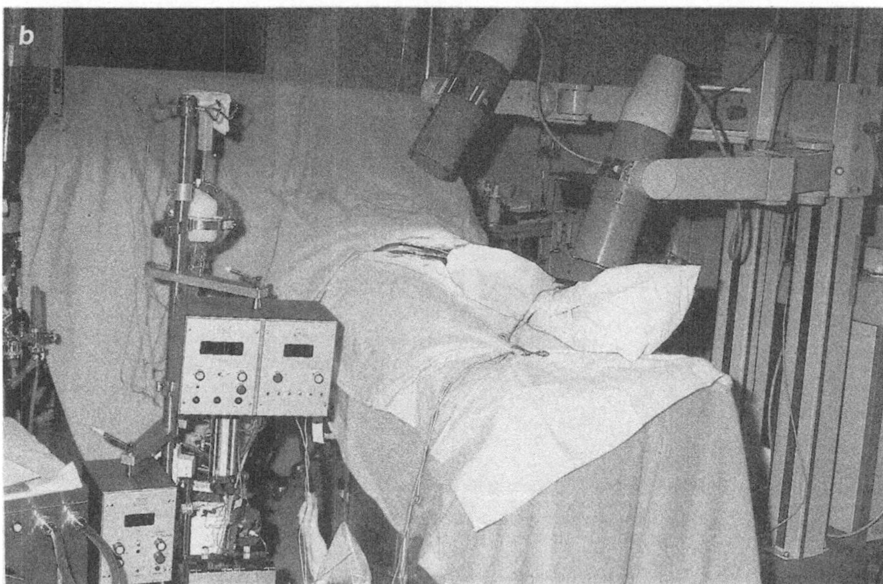

Abb. 4 a,b. Isolierte Extremitätenperfusion mit Cytostatika. **a** Schematische Darstellung. **b** Klinische intraoperative Situation während Durchführung der Therapie

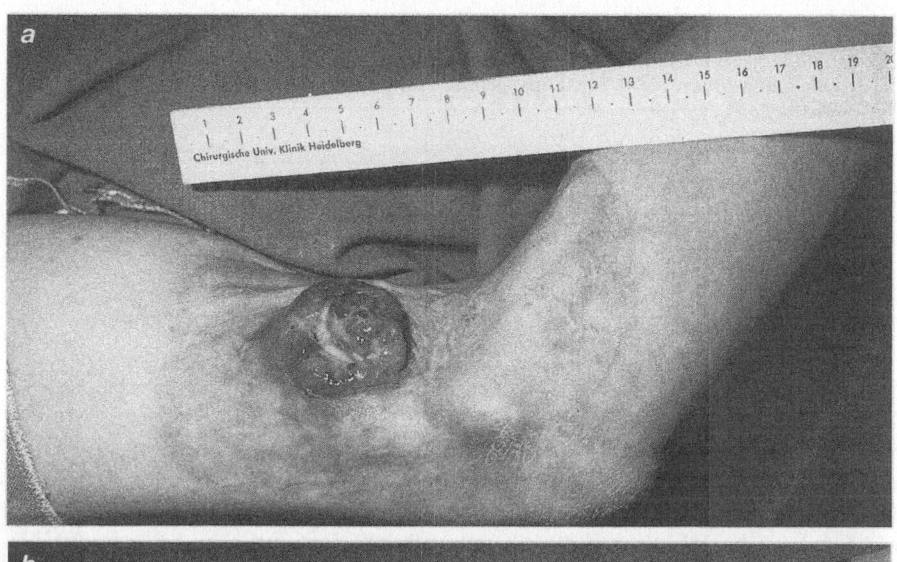

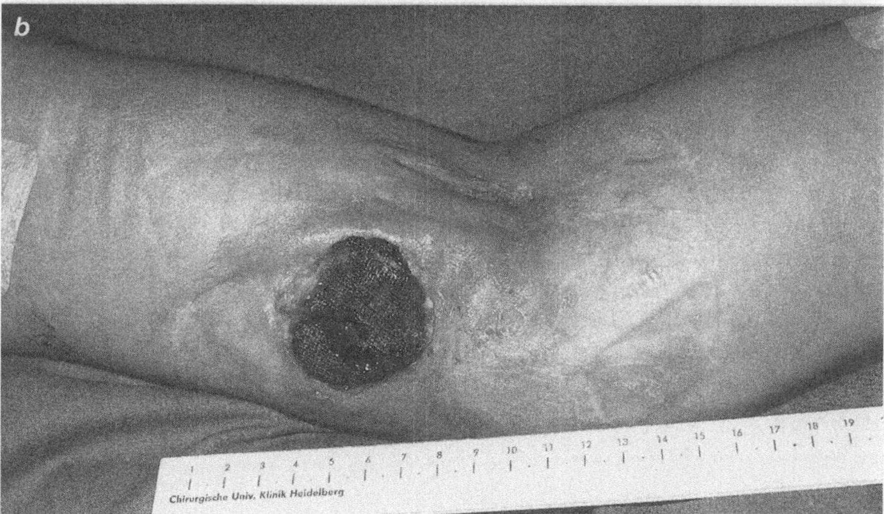

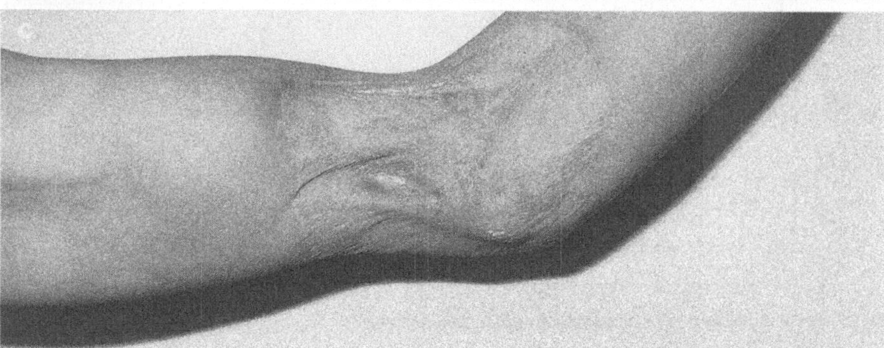

Abb. 5 a–c. Behandlungsabfolge bei einem Patienten mit mehrmals rezidiviertem Weichteilsarkom im Ellenbogenbereich (malignes fibröses Histiozytom) unter isolierter hyperthermer cytostatischer Perfussionstherapie. **a** Befund vor Behandlung. **b** Befund 3 Tage nach Behandlung. **c** Befund 5 Jahre nach Therapie

Tabelle 3. Eigene Erfahrungen mit der Extremitätenperfusion von Patienten mit fortgeschrittenen Weichteilsarkomen im Extremitätenbereich unter hyperthermer cytostatischer Perfusions-Chemotherapie (Chir. Univ.-Klinik Heidelberg, 1982–1991)

Verlauf bei 17 Patienten	
Mediane rezidivfreie Zeit	36 Monate
Rezidive insgesamt	8 (47 %)
– Lokal	6 (35 %)
– Fernmetastasen	4 (24 %)

fortgeschrittenen Rezidivtumoren sind hierunter keine Seltenheit. Bei 17 bisher von uns auf diese Weise therapierten Patienten mit fortgeschrittenen Weichteilsarkomen beträgt die mediane rezidivfreie Zeit 36 Monate, wobei nur bei 6 Patienten ein erneutes Lokalrezidiv auftrat (Tabelle 3). Diese Erfahrungen decken sich mit ähnlichen Berichten aus der Literatur, wobei die Gesamtüberlebensrate der so behandelten Patienten in Anbetracht der zugrunde liegenden schwierigen Therapiesituation durchaus zufriedenstellend ist [10, 14, 15]. Die Therapie der rezidivierenden Weichteilsarkome ist somit nicht zu schematisieren. Die sinnvolle Sequenz verschiedener Behandlungsschritte steht im Vordergrund. Ihre Auswahl ist in Abhängigkeit von Tumorgröße, Tumorlokalisation und vorausgegangener Therapie festzulegen. Wo immer möglich und vertretbar muß die radikale Entfernung des makroskopischen Rezidivtumors angestrebt werden. Ein multimodales Behandlungskonzept darf nicht Begründung für chirurgische Kompromisse sein, sondern muß alle Möglichkeiten operativer Therapie sinnvoll einbauen [12, 25]. Wird dies berücksichtigt, ist die Prognose der Patienten bei Lokalrezidiv eines Sarkoms im Extremitätenbereich relativ günstig [1, 8]. Sie ist signifikant schlechter bei Rezidivtumoren die außerhalb der Extremitäten lokalisiert sind (Abb. 6). Sie bleibt allerdings in der Regel infaust, wenn

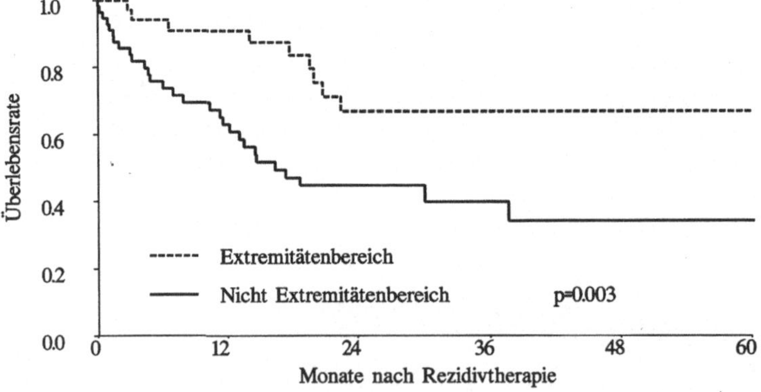

Abb. 6. Überlebensrate von Patienten mit Weichteilsarkomen nach operativer Rezidivtherapie (Chir. Univ.-Klinik Heidelberg, 1982–1991)

nicht eine RO-Resektion des Rezidivtumors erzielt werden kann. Eine solche vorzubereiten ist bei fortgeschrittenen Tumoren durch eine präoperative Chemo-/Radiotherapie ggf. in Kombination mit Hyperthermie anzustreben (vergl. Beitrag Issels in diesem Band, S. 115–126). Die relativ günstigen Behandlungsergebnisse bei auf dieser Weise nochmals radikal operier- bzw. therapierbarer Tumoren darf allerdings nicht dazu veranlassen, Kompromisse im Rahmen der Primärtherapie einzugehen, denn nachwievor liegen in der adäquaten und ausreichend radikalen Primärtherapie die besten Chancen der Kuration. Fehler die hierbei eingegangen werden sind nur schwer und wenn überhaupt nur mit einer enormen Belastung für den Patienten korrigierbar.

Metastasentherapie

Vor allem bei Patienten bei High-grade Weichteilsarkomen ist in 50–80 % der Fälle mit dem Auftreten von Lungenmetastasen zu rechnen [7]. Die Lunge ist häufig erster und zunächst einziger Metastasierungsort. Absiedelungen in andere Organsysteme sind teilweise von untergeordneter Bedeutung. Aus Sektionsstatistiken ist bekannt, daß nicht selten die Metastasierung auf die Lunge beschränkt bleibt, sodaß sich aus diesem Sachverhalt die prinzipielle Berechtigung der operativen Metastasentherapie ableitet. Die mediane Überlebenszeit von Patienten mit nicht therapierten Lungenmetastasen eines Weichteilsarkoms beträgt im Median 10 Monate [23]. Dies sind die statistischen Vorgaben, an denen wir uns orientieren müssen, wenn es um die Frage geht, inwieweit und durch welche Maßnahmen der natürliche Verlauf der Erkrankung beeinflußt werden kann. Andererseits können im Einzelfall Patienten längerfristig auch viele Jahre ohne spezifische Therapie nach Diagnose einer Weichteilsarkom-Metastasierung überleben. Dies gilt es zu berücksichtigen, wenn operative Therapieergebnisse pauschaliert betrachtet werden.

Es scheint außer Zweifel zu stehen, daß durch operative Metastasenchirurgie sowohl die mediane Überlebenszeit als auch die 5-Jahres-Überlebensrate von Patienten mit Weichteilsarkomen verbessert werden kann (Tabelle 4 + Abb. 7). Allerdings schwanken die Angaben hierüber nicht unbeträchtlich. Während die mediane Überlebenszeit zwischen 12 und 36 Monaten

Tabelle 4. Überlebenszeit nach operativer Therapie von Lungenmetastasen bei Weichteilsarkomen (Literaturübersicht)

Autor	Anzahl der Patienten	5-Jahres-Überlebensrate	Mediane Überlebenszeit
McCormack (1978)	202	35 %	36 Mon.
Creagan (1979)	112	29 %	18 Mon.
Putman (1984)	67	20 %	24 Mon.
Vogt-Moykopf (1986)	51	35 %	22 Mon.

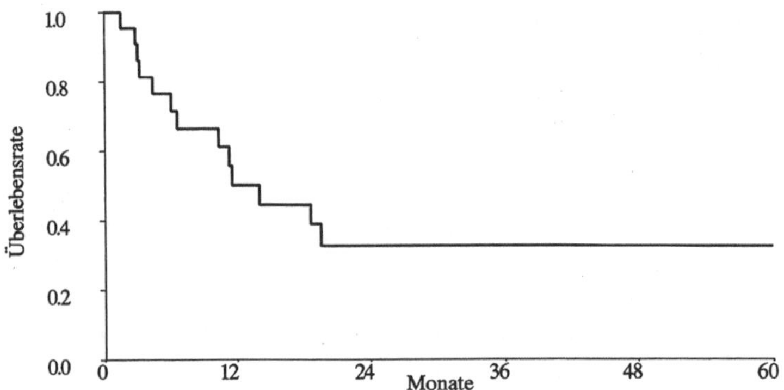

Abb. 7. Überlebensrate von Patienten mit Weichteilsarkomen nach operativer Therapie von Lungenmetastasen (Chir. Univ.-Klinik, Heidelberg, 1982–1991)

angegeben wird, variiert die 5-Jahres-Überlebensrate zwischen 20 und 46 %. Diese Diskrepanzen ergeben sich wahrscheinlich aus den Unterschieden die durch Tumorhistologie und Grading aber auch durch differente Vorbehandlungen und Indikationsstellungen bedingt sind. In diesem Zusammenhang ist nicht uninteressant, daß auch die mediane Überlebenszeit von Patienten, die auf eine Polychemotherapie ansprechen, durchaus in Größenbereiche kommen kann, die nach operativer Lungenmetastasenbehandlung von Weichteilsarkomen berichtet werden [2, 3, 30]. Einschränkend ist jedoch festzuhalten, daß Analysen zur Effektivität einer Chemotherapie bei Patienten mit ausschließlicher Lungenmetastasierung in der Literatur bisher kaum vorgenommen wurden, sodaß nur eine bedingte Vergleichbarkeit zu den operativ behandelten Gruppen gegeben ist. Erwähnenswert ist aber andererseits, das u. U. günstigere Ansprechen von Patienten mit Lungenmetastasen auf eine Chemotherapie im Stadium der „limited disease", also somit auch der Fälle, bei denen im wesentlichen die operative Behandlung in Erwägung gezogen wird. Mit diesen Anmerkungen soll nicht die Bedeutung des operativen Vorgehens infrage gestellt werden, sondern auf die Schwierigkeit, die Operationsindikation abzugrenzen, aufmerksam gemacht werden. Es gilt zu analysieren, inwieweit spezielle Kriterien für die Indikationsstellung zur operativen Metastasenentfernung von Weichteilsarkomen des Erwachsenen von Bedeutung sind. Als wichtigstes Kriterium kann das krankheitsfreie Intervall angesehen werden (Tabelle 5). Patienten mit einem krankheitsfreien Intervall von über 12 Monaten zum Zeitpunkt der Primäroperation bis zum Auftreten von Lungenmetastasen profitieren durch den operativen Eingriff gegenüber Patienten mit einem krankheitsfreien Intervall unter 12 Monaten. Die Überlebenszeit unbehandelter Patienten mit einem rezidivfreien Intervall von über 12 Monaten schneidet dagegen deutlich ungünstiger ab als dies nach operativer Metastasenentfernung der Fall ist [17, 19]. Die naheliegende Vermutung, daß das Kriterium „krankheitsfreies Intervall" nur Ausdruck einer therapieunabhängigen unterschiedlichen Aggressivität des Tumors ist, wird damit entkräftet [11].

Tabelle 5. Medianes Überleben nach operativer Therapie von Lungenmetastasen eines Weichteilsarkoms in Abhängigkeit vom krankheitsfreien Intervall

Autor	Anzahl der Patienten	< 12 Mon.	> 12 Mon.
Huang (1978)	50	23 Mon.	25 Mon.
Creagan (1979)	112	12 Mon.	24 Mon.
Huth (1980)	43	20 Mon.	48 Mon.
Roth (1985)	67	10 Mon.	30 Mon.

Tabelle 6. Medianes Überleben nach operativer Therapie von Lungenmetastasen eines Weichteilsarkoms in Abhängigkeit von der Tumorverdopplungszeit

Autor	Anzahl der Patienten	< 40 Tage	> 40 Tage
Joseph (1971)	113	12 Mon.	24 Mon.
Huang (1978)	50	11 Mon.	22 Mon.
Huth (1980)	43	7 Mon.	20 Mon.
Roth (1985)	67	6 Mon.	22 Mon.

Eine weitere Leitschiene für die Indikation operativer Metastasenchirurgie stellt die Tumorverdopplungszeit dar (Tabelle 6). Patienten mit einer Tumorverdopplungszeit unter 40 Tagen sind in der Regel durch operative Therapiemaßnahmen in ihrer Prognose nicht zu beeinflussen, wohingegen die mediane postoperative Überlebenszeit der Patienten mit einer Tumorverdopplungszeit von über 40 Tagen deutlich günstiger ist [5, 16, 17, 19]. Neben krankheitsfreiem Intervall und Tumorverdopplungszeit ist prognostisch von Bedeutung, ob eventuell ein lokales Tumorrezidiv einer Lungenmetastasierung vorausgegangen ist. Auch bei erneuter lokaler Kontrolle eines lokalen Tumorrezidivs sind die Chancen operativer Metastasentherapie äußerst schlecht [1, 16]. Von fraglichem Einfluß auf die Prognose ist, ob es sich bei komplett entfernten Lungenmetastasen um solitäre oder singuläre, bi- oder unilaterale Absiedelungen handelte [6, 16, 26]. Möglicherweise spielt hierbei aber auch die operative Strategie eine Rolle. Es setzt sich zunehmend durch, daß Metastasenchirurgie der Lunge über den Zugang einer medianen Sternotomie zu erfolgen hat [28]. Hierdurch ergibt sich die Möglichkeit der sorgfältigen Exploration beider Lungenhälften, sodaß bilobuläre Metastasen, die u. U. präoperativ noch nicht bekannt waren, simultan entfernt werden können. Zusätzlich hat der Zugang den Vorteil, über eine Erweiterung der Schnittführung die Abdominalorgane und hierbei insbesondere die Leber mit zu explorieren. Eine simultane Lungen- Lebermetastasenresektion ist hierbei ohne wesentliche Steigerung der Morbidität und Mortalität möglich. Allerdings wird hier eine Heilung oder ein längerfristiges rezidivfreies Überleben nur wenigen Patienten vorbehalten bleiben, sodaß bei

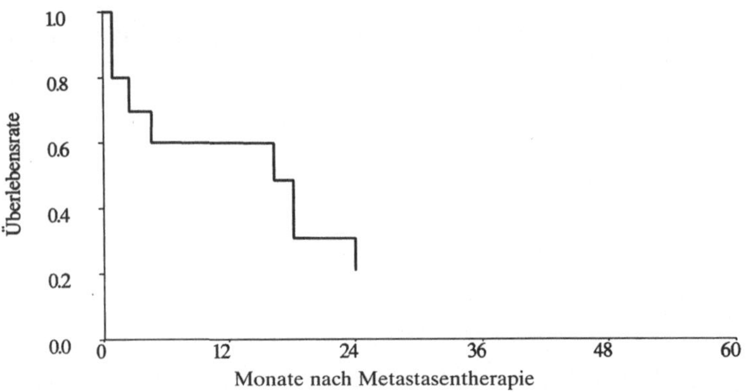

Abb. 8. Überlebensrate von Patienten mit Weichteilsarkomen nach operativer Therapie von Lebermetastasen (Chir. Univ.-Klinik Heidelberg, 1982–1991)

Nachweis von simultanen Leber- und Lungenmetastasen die Indikation zur operativen Metastasentherapie sehr fragwürdig ist. Prinzipiell haben Patienten mit Weichteilsarkomen, bei welchen Lebermetastasen operativ entfernt wurden, im Vergleich zu operativ therapierten Lungenmetastasen eine schlechtere Prognose (Abb. 7 u. 8). Für die Metastasentherapie hat der histologische Tumortyp gegenüber den o. g. Faktoren (Tumorverdopplungszeit, krankheitsfreies Intervall, Metastasenausdehnung) eine untergeordnete Bedeutung [16, 29]. Die aufgezeigten Faktoren mögen somit teilweise Unterschiede bezüglich prognostischer Angaben operativ behandelter Patienten mit Lungen- oder Lebermetastasen eines Weichteilsarkoms erklären. Nicht unbedeutend ist aber auch, dem Phänomen nachzugehen, daß über die Jahre gesehen, die in der Literatur mitgeteilten 5-Jahres-Heilungsziffern operativ behandelter Patienten mit Lungenmetastasen eines Weichteilsarkoms teilweise schlechter geworden sind (Tabelle 4). Dies könnte unter Umständen Ausdruck einer in der letzten Zeit vielleicht zu großzügigen operativen Indikationsstellung sein [20, 28, 29]. Bei der Auswahl zur Operation sollte daher unter anderem die aufgezeigten tumorbiologischen Faktoren vermehrt wieder Berücksichtigung finden. Verfolgenswert ist das Konzept der präoperativen Chemotherapie im Rahmen der Metastasentherapie [2, 20]. Es gibt Hinweise, daß Patienten, die auf eine präoperative Chemotherapie ansprechen, auch im Hinblick auf das Überleben nach der Lungenmetastasenoperation günstiger abschneiden, als dies anhand historischer Kontrollen zu erwarten gewesen wäre. Eine präoperative Chemotherapie bringt neben der Möglichkeit einer besseren zeitlichen Abschätzung des zugrunde liegenden Tumorwachstumsverhaltens auch den Vorteil, daß der Anteil zytostatikasensibler Tumoren besser erkannt und somit eine sinnvolle postoperative adjuvante Therapie gezielter geplant werden kann. Demgegenüber abgewogen werden muß, das Operationsrisiko nach vorausgegangener zytostatischer Behandlung [21]. Betrachten wir zusammenfassend die Möglichkeit operativer Therapie von Lungen- und ggf. Lebermetastasen eines Weichteilsarkoms, ist festzustellen, daß es sich hierbei in der Regel um eine palliative Maßnahme mit der Tendenz zur Verbesserung der Überlebenszeit handelt, wobei in Einzelfällen auch Heilung erzielt werden kann. Möglicherweise läßt sich zukünftig durch eine sorgfältig abgestimmte multimodale Therapie, welche die Sequenz präoperative Chemotherapie, Operation und postoperative Chemo-/Immuntherapie einbezieht, die Prognose noch weiter verbessern.

Literatur

1. Barr LC , Stotter AT, A'Hern RP (1991) Influence of local recurrence on survival: a controversy from the perspective of soft tissue sarcoma. Br J Surg 78: 648–650
2. Blondet R, Zlatoff P, Frieh J Ph, Brunat-Mentigny M, Pasini E, Bobin JY, Mayer M (1981) Results of combined chemosurgical therapy for pulmonary metastases. J Surg Oncol 18: 105–118
3. Blum RH, Corson JM, Wilson RE, Greenberger G, Canellos G, Frei E (1980) Successful treatment of metastatic sarcomas with cyclophosphamide, adriamycin, and DTIC. Cancer; 46: 1722–1726
4. Calvo FA, Ortiz de Urbina D, Abuchaibe O, Santos M, Azinovic I, Amillo S, Villas C, Beguiristain JL, Canadell J (1991) Intraoperative radiotherapy in soft tissue sarcomas: central and extremity locations. In: Intraoperative radiation therapy Proceedings of the 3rd. international symposium on intraoperative radiation therapy Hrsg.: Mitsuyki, Masay, Takahashi Pergamon Press: 376–377
5. Creagan ET, Fleming ThR, Edmonson JH, Pairolero PC (1979) Pulmonary resection for metastatic nonosteogenic sarcomas. Cancer; 44: 1908–1912
6. Enneking, WF, Maale GE (1988) The effect of inadvertent tumor contamination of wounds during the surgical resection of musculoskeletal neoplasms. Cancer 62: 1251–1256
7. Giuliano AE, Eilber FR, Morton DL (1982) The management of locally recurrent soft-tissue-sarcoma Ann. Surg. 196: 87–91
8. Giuliano AE, Eilber FR The rationale for planned reoperation after unplanned total excision of soft tissue sarcomas. J. Clin. Oncol. 1985; 3: 1344–1348
9. Grundmann R (1988) Multimodalitätstherapie von Weichteilsarkomen. Dtsch. Med. Wschr. 113: 268–272
10. Hoekstra HJ (1987) Schraffordt-Koops H, Molenaar WM, Oldhoff J Results of isolated regional perfusion in the treatment of malignant soft tissue tumors of the extremities. Cancer 60: 1703–1707
11. Joseph WL, Morton DL, Adkins PC (1971) Prognostic significance of tumor doubling time in evaluating operability in pulmonary metastastic disease. J. thorac. cardiovasc. Surg 61: 23–32
12. Karakousis CP, Emrich LJ, Rao U, Khalil M (1971) Limb salvage in soft tissue sarcomas with selctive combination of modalities. J. thorac. cardiovasc. Surg 61: 23–32
13. Kettelhack Ch, Kraus Th, Hupp Th, Manner M, Schlag P (1990) Hyperthermic limb perfusion for malignant melanoma and soft tissue sarcoma. Europ J Surg Oncol 16: 370–375
14. Klaase JM, Kroon BBR, Benckhuijsen C, van Geel AN, Albus-Lutter ChE, Wieberdink J (1989) Results of regional isolation perfusion with cytostatics in patients with soft tissue tumors of the extremities. Cancer 64: 616–621
15. Lethi PM, Moseley HS, Janoff K, Stevens K, Fletcher WS (1986) Improved survival for soft tissue sarcoma of the extremities by regional hyperthermic perfusion, local excision and radiation therapy. Surg Gynecol Obstet 162: 149–152

16. Morrow ChE, Vassilopoulos PP, Grage ThB (1980) Surgical resection for metastatic neoplasms of the lung: Experience at the university of Minnesota Hospital. Cancer 45: 2981–2985

17. Putnam JB, Roth JA, Jack A, Wesley MN, Johnston MR, Rosenberg StA (1984) Analysis of prognostic factors in patients undergoing resection of pulmonary metastases from soft tissue sarcomas. J Thorac cardiovasc Surg 87: 260–268

18. Rich TA, (1986) Intraoperative radiotherapy. Radiotherapy Oncol 6: 207–221

19. Roth JA, Putnam JB, Wesley MN, Rosenberg StA (1985) Differing determinants of prognosis following resection of pulmonary metastases from osteogenic and soft tissue sarcoma patients. Cancer 55: 1361–1366

20. Schlag P (1988) Leistungen der Tumorchirurgie bei Tumoren der Weichteile. Langenbecks Arch Chir (Suppl. II) 303

21. Schlag P, Kettelhack Ch (1989) Probleme der chirurgischen Behandlung von Patienten unter cytostatischer Chemotherapie. Chirurg 1988 60: 295–300

22. Schlag P, Hünerbein M, Stern J, Gahlen J, Graschew G (1991) Photodynamische Therapie gastrointestinaler Karzinome – Standortbestimmung einer neuen Behandlungsmethode. Dtsch Med Wschr 116: 619–624

23. Shieber W, Graham P (1962) An experience with sarcomas of the soft tissue in adults. Surgery 52: 295–298

24. Shiu MH, Turnbull AD, Nori D, Hajdu S, Hilaris B (1984) Control of locally advenced extremity soft tissue sarcomas by function-saving resection and brachytherapy. Cancer 53: 1385–1392

25. Steinau HU, Ehrl H, Biemer E (1988) Gliedmaßenerhaltung bei rezidivierenden Weichgewebstumoren? Chirurg 59: 265–271

26. Takita H, Merrin C, Didolkar NS, Douglass HO, Edgerton BS (1977) The surgical management of multiple lung metastases. Ann thorac Surg 24: 359–364

27. Vezeridis MP, Moore R, Karakousis CP (1983) Metastatic patterns in soft-tissue sarcomas. Arch Surg 361: 533–537

28. Vogt-Moykopf I, Meyer G (1986) Surgical technique in operations on pulmonary metastases. Thorac Cardiovasc Surg 34: 125–132

29. Vogt-Moykopf I, Meyer G, Merkle NM, Buelzebruck HB (1986) Late results of surgical treatment of pulmonary metastases. Thorac Cardiovasc Surg 34: 143–148

30. Yap BS, Basmussen SL, Burgess MA, Sinkovics JG, Benjamin RS, Bodes GP (1980) Prognostic factors in adult with advanced soft tissue sarcomas. ASCO Abstracts, C-608: 473

Präoperative Chemotherapie in Kombination mit regionaler Hyperthermie bei Hochrisiko-Patienten mit Weichteil- und Chondrosarkomen*

R.D. Issels, D. Bosse, S. Abdel-Rahmann, M. Starck, M. Panzer, K.-W. Jauch, H. Stiegler, V. Nüßler, H. Berger, H. Sauer, K. Peter und W. Wilmanns

Einführung

Weichteilsarkome sind relativ seltene Neoplasien des Bindegewebes. Ca. 50% aller Fälle manifestieren sich an den oberen und unteren Extremitäten. Die übrigen Lokalisationen verteilen sich auf Körperstamm, Retroperitoneum und Kopf/Hals-Bereich [1]. Weichteilsarkome sind gewöhnlich von einer tumorinfiltrierten Pseudokapsel umgeben und wachsen häufig entlang anatomischer Grenzflächen. Nur eine Exzision mit großem Sicherheitsabstand (wide excision) gewährt lokale Tumorkontrolle. Der derzeitige Trend bei der Behandlung der Extremitäten-Sarkome zieht weg von radikalchirurgischen Verfahren (Hemipelvektomie, Amputation) zu einem eher organerhaltenden, operativen Vorgehen [2, 3]. In diesem Zusammenhang wird zunehmend die Hochdosis-Strahlentherapie genutzt, um mikroskopische Tumorreste nach grenzwertiger Tumorresektion (marginale Resektion) abzutöten. Die Ergebnisse dieses kombinierten Vorgehens sind vergleichbar mit denen der radikalen Operation [4]. Die wichtigsten prognostischen Faktoren für ein Lokalrezidiv und/oder Fernmetastasen sind neben Tumorgröße und Tumorgrad die Größe des Sicherheitsabstandes (Tumorgewebe/Normalgewebe) bei der primären Resektion) [5].

Bei lokal ausgedehnter Tumormanifestation („bulky disease") oder kompartmentüberschreitendem Tumor (z. B. retroperitoneale, paraspinale, intrapelvine Lokalisation) ist die Extirpation unter Einhaltung tumorfreier Resektionsränder häufig unmöglich. Eine Hochdosis-Strahlentherapie ist bei diesen Patienten durch die hohe Begleittoxizität (z. B. Gastrointestinaltrakt, Blase) nur eingeschränkt durchführbar.

Trotz dem Stellenwert der Chemotherapie bei lokal-fortgeschrittenen oder metastasierten Weichteilsarkomen sind die Ergebnisse der adjuvanten Chemotherapie nach vollständiger Tumorentfernung insgesamt enttäuschend [6]. Erste Ergebnisse der präoperativen (neoadjuvanten) Chemotherapie (Phase II-Studien), bei denen Patienten mit lokal-fortgeschrittenen Weichteilsarkomen initial eine Chemotherapie erhalten, sind ermutigend [7, 8]. Inwieweit sich die lokale Tumorkontrolle und Überleben der Patienten

* Unterstützung durch die Deutsche Krebshilfe (M 19/88/Wi7)

durch einen präoperativen Einsatz der Chemotherapie verbessern lassen, muß künftig in derartigen Studien geprüft werden.

Als zusätzliche Maßnahme zur Verbesserung der lokalen Resektabilität von lokal-fortgeschrittenen oder Rezidiv-Sarkomen wurde in einer Phase II-Studie der Einsatz von regionaler Hyperthermie (RHT) in Kombination mit systemischer Chemotherapie (Ifosfamid + Etoposid) bei meist vorbehandelten und zum Teil metastasierten Patienten erstmals untersucht [9]. Dabei zeigte sich eine signifikante Korrelation zwischen lokalem Tumoransprechen und der im Tumor erzielten Temperatur [9, 10]. Aufgrund dieser Ergebnisse wurde im November 1990 eine Pilotstudie (RHT-91) begonnen, in der Patienten mit nichtmetastasierten „high-risk" Sarkomen präoperativ mit RHT und systemischer EIA-Chemotherapie (Etoposid + Ifosfamid + Adriamycin) behandelt werden. Die vorliegende Arbeit faßt bei 23 Patienten die Ergbebnisse der Pilotstudie, soweit bisher auswertbar, zusammen.

Patienten

Zwischen November 1990 und September 1991 wurden 23 Patienten (9 Frauen/14 Männer; Durchschnittsalter 45 Jahre) mit histologisch nachgewiesenen, lokal-fortgeschrittenen Sarkomen in die Studie aufgenommen. Alle Patienten wurden über die Studie ausführlich aufgeklärt und nach Erhalt einer schriftlichen Einverständniserklärung nach Protokoll behandelt. Von den 23 Patienten waren 17 Patienten bereits vor Aufnahme in die Studie vorbehandelt. Die Behandlung mit Regionaler Hyperthermie (RHT) und systemischer (EIA) Chemotherapie (Etoposid + Ifosfamid + Adriamycin) erfolgte präoperativ. Bei 5 Patienten war bereits eine systemische Chemotherapie, bei 12 Patienten eine Operation oder Strahlentherapie durchgeführt worden. Bei 12 der vorbehandelten Patienten lag ein Rezidiv am Ort des Primärtumors vor. Zum Zeitpunkt des Studieneintritts zeigten alle Patienten ein lokal-fortgeschrittenes Tumorwachstum ohne klinisch-manifeste Fernmetastasen. Sechs Patienten wurden ohne Vorbehandlung in die Studie aufgenommen. Die klinischen Daten für alle 23 Patienten sind in Tabelle 1 aufgelistet.

Patienten mit Metallimplantaten im RHT-Behandlungsfeld wurden ausgeschlossen. Neben der Kontrolle des Blutbildes (Leukozyten > 3 500/µl; Thrombozyten > 100.000/µl), wurde diagnostisch abgesichert, daß eine ausreichende Leber- und Nierenfunktion bestand. Routinemäßig wurden folgende Untersuchungen durchgeführt: Körperliche Untersuchung, EKG, Thorax p. a. und seitlich, CT-Thorax und Skelettszintigraphie. Die Bestimmung der Tumorlokalisation sowie der Nachweis einer Tumorinfiltration in benachbarte Knochen- oder Weichteilstrukturen als auch Aussagen über die Tumorvaskularisation erfolgte mittels CT, MRT und Angiographie. Das mittlere Tumorvolumen betrug 848 ccm (Range: 50–2670 ccm). Tabelle 2 zeigt die Verteilung der Histologie und den Tumorgrad für die 23 Patienten.

Tabelle 1. Klinische Daten

	No.
Patienten	23
Frauen/Männer	14/9
Alter (Median) (Jahre)	47
Karnofky Index (Median) (%)	70
Krankheitsstatus	
Lokoregionales Rezidiv	12
Ersttumor (≥ 8 cm)	11
Behandlungsbereich	
Becken	11
Extremitäten	12
(proximal/distal)	(10/2)
Vorbehandlung	
Operation	7
+ Strahlentherapie	5
+ Chemotherapie	5
Keine	6
Mittleres Tumorvolumen	848

Tabelle 2. Histologie

	No.
Weichteilsarkom	*20*
Leiomyosarkom	5
Liposarkom	4
Malignes fibröses Histiozytom	2
Chordom	2
Rhabdomyosarkom	1
Neurofibrosarkom	1
Fibrosarkom	1
Undiffernziertes Sarkom	4
Chondrosarkom	*3*
Gesamt	*23*
Grad	
I Gut differenziert	2
II Mäßig differenziert	7
III Undifferenziert	14
Gesamt	*23*

Methoden

Chemotherapie: Die systemische EIA-Chemotherapie wurde bei allen 23 Patienten (20 Weichteilsarkome, 3 Chondrosarkome) wie folgt durchgeführt: Etoposid (125 mg/m^2; Tag 1+4), Ifosfamid (1250 mg/m^2; Tag 1–4), Adriamycin (50 mg/m^2; Tag 1), Mesna (250 mg/m^2 2 × 3; Tag 1–4); Die Zyklusabstände betrugen 21 Tage. Parallel zur Chemotherapie erfolgte jeweils am Tag 1 und 4 die Hyperthermiebehandlung. Nach Kurz-Infusion von Etoposid und Adriamycin (über 30 Minuten) wurde das elektromagnetische Energiefeld auf den Tumor eingestellt. Nach der Aufwärmphase (durchschnittlich 15–30 Minuten) wurde mit der Ifosfamid-Infusion (in 1 l Glukose 5 %) begonnen und für 60 Minuten zeitlich synchron mit der RHT fortgeführt. Die Mesna-Applikation (iv-Bolus) erfolgte beim Start der Ifosfamid-Infusion und wurde nach 4 und 8 Stunden wiederholt. Nach Protokoll sollte jeder Patient 5 Zyklen EIA kombiniert mit RHT erhalten und anschließend nach Restaging einer Operation zugeführt werden. Responder-Patienten erhielten postoperativ 4 weitere Chemotherapie-Zyklen, – nach Möglichkeit – mit RHT.

Regionale Hyperthermie

Alle Patienten wurden mit dem BSD 2000 Hyperthermiesystem (BSD Medical Corporation, USA) behandelt. Dieses System ist für die regionale Tiefenhyperthermie konstruiert (Frequenzbereich 60 bis 150 MHz). Abhängig von Tumorlokalisation und Größe kommen verschiedene Ringapplikatoren mit einem Durchmesser von 60 cm (Abdomen/Becken) oder 30 cm (Extremitäten) zum Einsatz. Einzelheiten zum Betrieb des BSD Systems, z. B. Patientenlagerung, Oberflächen- und Systemkühlung, Verteilung des elektromagnetischen Feldes, sind von Sapozink et. al. ausführlich beschrieben worden [11]. Ziel der regionalen Hyperthermiebehandlung ist es, für 60 Minuten eine Überwärmung des Tumors auf $\geq$ 42 °C zu erreichen. Bei einer Temperatur von 41 °C wird die intravenöse Applikation der Chemotherapie gestartet. Anschließend wird die Tumortemperatur unter zunehmender Steigerung der eingestrahlten Leistung (500–1000 Watt) auf $\geq$ 42 °C erhöht. Die effektive Behandlungsdauer der Hyperthermie beginnt definitionsgemäß, sobald an einer Stelle im Tumorgewebe eine Temperatur $\geq$ 42 °C erreicht wird. Bei Hyperthermiebehandlungen, bei denen es nicht möglich ist, während der Aufwärmphase (maximal 30 Minuten) eine Temperatur von 41 °C zu erreichen, wird nach 30 Minuten mit der intravenösen Chemotherapie begonnen. In diesen Fällen wird anschließend die Zufuhr elektromagnetischer Energie fortgesetzt, mit dem Ziel, die Tumortemperatur der Solltemperatur ($\geq$ 42 °C) so gut wie möglich anzunähern. Als obere Temperaturgrenzen werden im Normalgewebe 43 °C und im Tumor 45 °C eingehalten und die Energieeinstrahlung dabei entsprechend reduziert.

Thermometrie

Die Temperaturen wurden mit geeichten Thermistoren [12] mit einer Genauigkeit von +/– 1 °C gemessen. Hierzu wurden 1–3 Teflon-Hohlkatheter (Fa. Angiomed, München, FRG) in das Tumorgewebe implantiert. Die Katheterimplantation wurde entweder mit Lokalanästhesie perkutan unter Durchleuchtung oder intraoperativ im Rahmen einer Laparotomie durchgeführt. Die Katheterlage vor Hyperthermiebeginn wurde in allen Fällen mittels CT dokumentiert. Während der gesamten präoperativen Behandlungsperiode (bis zu 16 Wochen) können die Katheter in situ belassen werden. Unmittelbar vor einer RHT-Behandlung werden zusätzliche, temporäre Katheter für die Temperaturmessung in Rektum und Harnblase eingeführt. In die Lumina der Teflon-Hohlkatheter werden die Thermistoren eingesetzt. Die Hauttemperatur wird an verschiedenen, im Behandlungsfeld liegenden Positionen gemessen. Bei allen Patienten wurden sowohl im Normalgewebe als auch im Tumorgewebe in Abständen von 0,5–1 cm Temperaturmessungen entlang der Achse jedes einzelnen Thermometriekatheters („Thermal Mapping") durchgeführt [13]. Das Mapping wurde in kurzen Abständen (5 min.) wiederholt, mit dem Ziel, zuverlässige Informationen über den Temperaturgradienten und dessen Änderung im Tumorgewebe während der RHT-Behandlung zu bekommen. Die systemische Temperatur des Patienten wurde intermittierend durch orale/rektale Messung bestimmt.

Temperaturparameter

Alle Temperaturdaten jeder Einzelbehandlung wurden für eine Temperaturdatenanalyse der Patienten verwendet. Für jede Behandlung wurde das Temperatur-Minimum und -Maximum bestimmt. Zusätzlich wurden bei jeder RHT-Behandlung die Durchschnittstemperaturen erfaßt, die in 20 %, 50 % und 90 % des Tumors gemessen wurden. Diese gemittelten Temperaturen (°C) aus den RHT-Behandlungen wurden als T20, T50 und T90-Werte für jeden Patienten angegeben.

Supportive Maßnahmen

Aufgrund eigener Untersuchungen zu dem vorübergehenden Risiko einer Hyperkoagulabilität unter RHT wurden alle unsere Patienten mit low-dose Heparin (8000 IE/24 h) behandelt. Die Patienten wurden ca. 12 Stunden vor Beginn der Thermochemotherapie über einen venösen Zugang vorgewässert (NaCl 0,9 %, Glukose 5 %) und die kontinuierliche Infusion 12 h nach Therapieende abgesetzt. Zur Prophylaxe gegen zytostatikainduzierte Übelkeit mit Erbrechen erhielten die Patienten gebräuchliche Antiemetika. Unter anästhesiologischer Anleitung wurden Analgetika (Midazolam, Buprenorphin) vor und während der RHT intravenös gespritzt. Während der RHT-Behandlungen wurden Blutdruck- und Pulsfrequenzmessungen sowie EKG-Monitoring durchgeführt. Eine Überhitzung der Harnblase wurde durch Kaltwasserspülung über einen Blasenkatheter (intravesikale Temperaturen < 38 °C) vermieden. Nach Beendigung der RHT-Behandlung blieben die Patienten für zwei weitere Stunden unter medizinischer Überwachung in der Hyperthermieeinheit.

Die Austrittsstellen der implantierten Katheter wurden routinemäßig auf das Vorliegen einer bakteriellen Kontamination bzw. Infektion untersucht. Gegebenenfalls erfolgte zusätzlich zur lokalen Desinfektion eine systemische Antibiotikagabe. Für die RHT/Chemotherapie eines jeden Zyklus wurden die Patienten für durchschnittlich 8 Tage im KGH stationär aufgenommen.

Kriterien für das Tumoransprechen

Die Ansprechkriterien sind wie folgt definiert: NED (no evidence of disease), ein zuvor nicht-resektabler Tumor konnte nach Thermochemotherapie chirurgisch komplett entfernt werden; CR (complete response), nach Thermochemotherapie klinisch wie auch bildgebend Tumorfreiheit oder pathohistologisch (pCR) kein Nachweis maligner Zellen; PR (partial response) mehr als 50 %ige Tumorverkleinerung (CT oder NMR); FHR (favourable histologic response) pathohistologisch mehr als 50 % avitale Zellen in dem Tumorgewebe (Operationsresektat) gegenüber der Ausgangshistologie; NC (no change) Abnahme der Tumorgröße von weniger als 50 %, bzw. Volumenzunahme von weniger als 25 %; PD (progressive disease) Tumorwachstum um mehr als 25 %, (CT oder NMR). Das objektive Ansprechen wurde innerhalb von 4–6 Wochen nach Abschluß der präoperativen Chemotherapiezyklen untersucht.

Ergebnisse

Durchführung

Zum Zeitpunkt der Erhebung dieser Analyse (01. März 92) hatten 23 Studien-Patienten, die in die Studie aufgenommen worden waren, insgesamt 220 RHT-Behandlungen kombiniert mit 115 Zyklen Chemotherapie (1,91 RHT-Behandlungen pro Zyklus) erhalten. Die Behandlungsdaten sind in Abb. 1 zusammengefaßt. Für jeden Patienten ist die Anzahl der prä- und postoperativen Thermochemotherapiezyklen in Beziehung zum Operationszeitpunkt gesetzt. Bisher unterzogen sich 17 Patienten der Operation, nachdem sie zuvor 2–6 (im Durchschnitt 4,0) Zyklen EIA-Chemotherapie in Kombination mit RHT erhalten hatten. Elektiv wurde operiert, wenn während der präoperativen Therapiephase entweder eine signifikante Tumorregression oder ausgedehnte Tumornekrosen (CT, MRT) auftraten. Bei vier

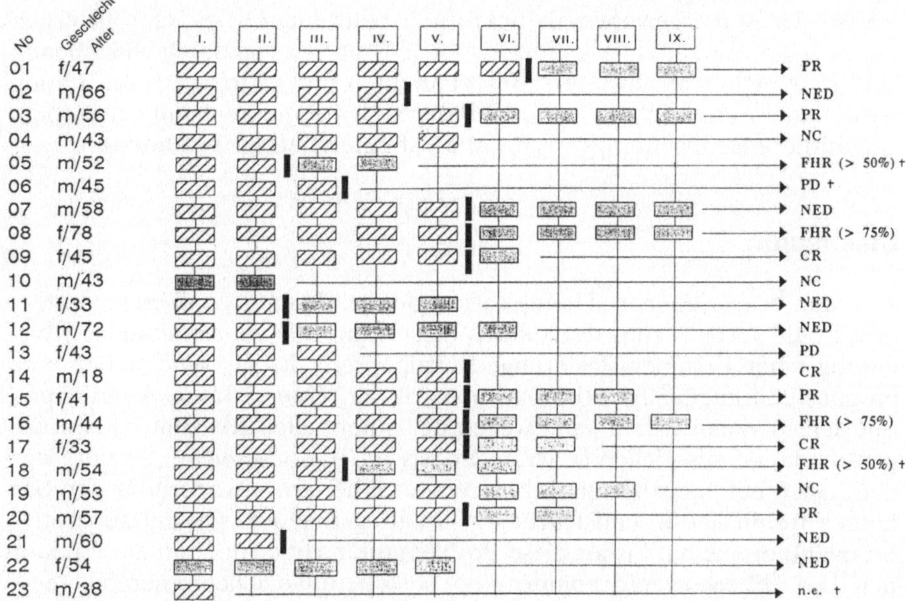

Patienten (Nr. 05, 06, 11, 18) kam es zu einem Verdacht einer Abszeßbildung bzw. starker Nekrotisierung im Tumorbereich, sodaß bei Beginn systemischer Krankheitszeichen (Fieber, Leukozytose) diese Patienten vorzeitig operiert wurden. Das resezierte Tumorgewebe bei 2 dieser Patienten zeigte weniger als 50 % vitale Zellen (FHR). Die Nebenwirkungen der systemischen Chemotherapie (Übelkeit, Erbrechen, Alopexie, Knochenmarkssuppression) wurden durch die zusätzliche Hyperthermie nicht verstärkt. Bei 80 % der RHT-Behandlungen konnten therapeutisch wirksame Temperaturen (Temp. $\geq 42\,°C$) in mindestens einem Meßsondenfeld des Tumors erreicht werden. Die zeitkorrelierten Temperaturwerte, die in 20 %, 50 % und 90 % von allen gemessenen Tumorpositionen erreicht wurden, entsprachen den Meßdaten, die bei RHT-Behandlung von Sarkomen in früheren Arbeiten beschrieben wurden [19].

Tumoransprechen

Bei 22 auswertbaren Patienten ergibt sich eine Tumor-Ansprechrate von 50 % (3 CR + 4 PR + 4 FHR) zum Zeitpunkt der Operation. Diese Patienten hatten mindestens 2 Zyklen EIA mit RHT erhalten. Das objektive Ansprechen wurde innerhalb von 4 Wochen nach Behandlungsende untersucht. Zwei Patienten zeigten während der präoperativen Behandlungsphase einen progredienten Krankheitsverlauf (2 PD). 17 Patienten konnten einer radikalen Resektion zugeführt werden, wobei 16 Patienten ohne verstümmelnde Maßnahmen operiert wurden. Bei gründlicher histopathologischer Aufarbeitung des Tumorresektats wurde bei 4 Patienten mehr als 50 % (FHR) des Tumorgewebes als nekrotisch beurteilt. Diese Nekrotisierung war in den prätherapeutisch entnommenen Biopsien und durch bildgebende Verfahren nicht nachzuweisen. Bei 3 Patienten trat postoperativ ein Tumorrezidiv auf. Zum Stichtag leben 19 Patienten, 4 Patienten sind verstorben. Die mittlere Beobachtungszeit für alle Patienten beträgt 10 Monate.

Diskussion

Ziel der beschriebenen Therapiestrategie bei Hochrisiko-Weichteilsarkomen ist die Verbesserung der lokalen Tumorkontrolle mit simultaner Verhinderung einer Fernmetastasierung. Retroperitoneale Sarkome stellen eine prognostisch ungünstige Risikogruppe mit schlechter 5-Jahres Überlebenszeit dar. In vielen Fällen kann wegen der potentiellen Toxizität im Normalgewebe keine ausreichende Strahlendosis im Tumorbereich appliziert werden. Auch bei makroskopisch komplett exzidierten, retroperitonealen Sarkomen treten häufig und frühzeitig Lokalrezidive auf. Die intraoperative Strahlentherapie hat bisher diese Problematik nicht signifikant ändern können [14]. Ebensowenig konnte eine postoperative Chemotherapie diese Behandlungsergebnisse verbessern [15] und eine adjuvante Chemotherapie bei retroperitonealen Sarkomen zeigte für die unbehandelte Kontrollgruppe bessere Überlebenszeiten als für die chemotherapierte Patientengruppe [16].

Trotz der Verbesserung der lokalen Tumorkontrolle bei Extremitätensarkomen durch eine anschließende Strahlentherapie nach konservativer Resektion treten bei 40–60 % aller Hochrisiko-Patienten Fernmetastasen auf [17]. Tumorsitz- und Größe bestimmen ebenso wie tumorassoziierte Symptome zum Zeitpunkt der Erstdiagnose (z. B. Schmerz) als prognostisch relevante Kriterien den klinischen Verlauf. Einfluß auf die Rezidivhäufigkeit und Überlebenszeit haben neben anderen Faktoren der Tumorgrad und die initiale Resektabilität mit tumorfreiem Randsaum. Zwei Studien (7, 8) erbrachten Hinweise auf den therapeutischen Nutzen einer präoperativen Induktions-Chemotherapie auf die Resezierbarkeit von Weichteilsarkomen. Zur Steigerung der Effektivität der Chemotherapie am Ort des Tumorwachstums wurde auch die intraarterielle Chemotherapie mit der Strahlentherapie kombiniert. Eine abschließende Beurteilung des Nutzens dieser komplexen Therapieform ist noch nicht möglich [18]. Ein anderer Weg, Sarkome für Strahlen- oder Chemotherapie sensibel zu machen, ist der Einsatz einer Regionalen Tiefenhyperthermie oder einer Perfusionshyperthermie isolierter Organe [19, 20]. Vorteil der regionalen Tiefenhyperthermie ist, daß bei selektiver Überwärmung des Tumors die Kombination mit systemischer Polychemotherapie ohne signifikante Toxizitätssteigerung durchgeführt werden kann. Dieses Behandlungskonzept wurde für Patienten mit lokalfortgeschrittenen oder mit therapierefraktären Sarkomen sowohl hinsichtlich des temperaturkorrelierten Ansprechens als auch in bezug auf die lokale Tumorkontrolle erfolgreich am KGH eingesetzt [9, 10].

Für die gegenwärtige Studie sind Ifosfamid und Adriamycin wegen der in der EORTC-Studie bei fortgeschrittenen Weichteilsarkomen nachgewiesenen Effizienz ausgewählt worden [21]. Wie kürzlich berichtet, steigert Etoposid unter Überwärmungsbedingungen die Wirksamkeit von Alkylantien [22]. Eine Kombination von Etoposid und Ifosfamid kann klinisch in Verbindung mit Hyperthermie auch bei mit Ifosfamid-vorbehandelten Patienten eine lokale Tumorkontrolle erreichen [10]. In unserer Studie applizieren wir neben den hochwirksamen Einzelsubstanzen – Adriamycin und Ifosfamid – an Behandlungstagen mit Hyperthermie (Tag 1+4) zusätzlich das Etoposid unmittelbar vor der RHT. Der kombinierte Einsatz einer EIA-Chemotherapie mit regionaler Hyperthermie hat sich in der lokalen Wirkung (Ansprechrate: 50%) mit akzeptierbarer Toxizität als hochwirksam erwiesen. Dieses präoperative Konzept kann ein funktionserhaltendes Operieren bei Sarkom-Patienten erreichen, bei denen zunächst eine verstümmelnde Operation (z. B. Amputation oder Hemipelvektomie) geplant war. Da in der RHT-91 Studie sowohl die lokale Tumorkontrolle als auch eine Verbesserung des Langzeitüberlebens untersucht werden sollte, sind die bisherigen Ergebnisse nur als Zwischenanalyse zu werten. Für die weitere Beurteilung der RHT im Konzept einer präoperativen Chemotherapie wird der längerfristige Verlauf entscheidend sein.

Im November 1991 ist das RHT-91 Protokoll modifiziert worden und wird jetzt als multizentrische Phase II durchgeführt. Der Behandlungsablauf ist in Abb. 2. (s. Seite 124) schematisch wiedergegeben. Nach den Erfahrungen, die in der Pilotstudie am Klinikum Grosshadern in München gesammelt wurden, sollte die chirurgische Evaluierung nach 4 EIA/RHT-Zyklen erfolgen. Als Responder werden Patienten mit CR/PR zum Zeitpunkt der Operation oder mehr als 75% Nekrose im resezierten Tumorgewebe eingestuft. Abhängig von histologisch gesicherter Tumorfreiheit der Schnittränder sollten postoperativ bei NED-Patienten weitere 4 EI-Zyklen (Etoposid + Ifosfamid) kombiniert mit regionaler Hyperthermie (RHT) im Sinne einer adjuvanten Therapie durchgeführt werden. Dieses Vorgehen wird bei Patienten mit mikroskopischen (R1-Resektion) oder makroskopischen Tumorresten (R2-Resektion) durch eine zusätzliche Strahlentherapie ergänzt. Die bisherigen Ergebnisse bei Weichteil- und Chondrosarkomen erscheinen ermutigend und vielversprechend für eine Integrierung der RHT als festen Bestandteil in die multidisziplinäre Behandlungsstrategie.

Zusammenfassung

Zwischen November 1990 und September 1991 wurden 23 Patienten mit nichtmetastasierten „high-risk" Sarkomen (20 Weichteilsarkome, 3 Chondrosarkome) nach einem Pilot-Protokoll behandelt. Dieses Protokoll beinhaltet eine präoperative Therapie mit Regionaler Hyperthermie (RHT) in Kombination mit systemischer EIA-Chemotherapie (Etoposid+Ifosfa-

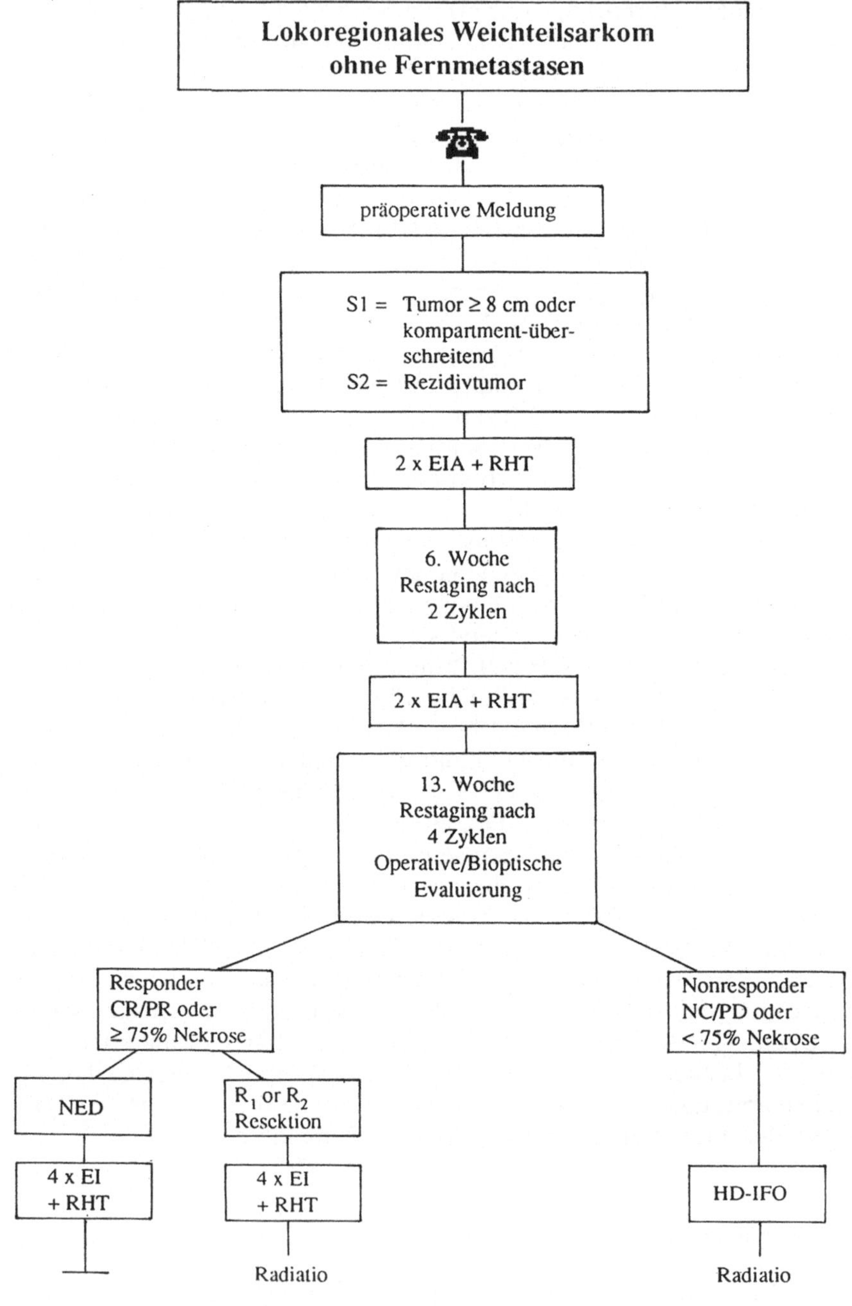

Lokoregionales Weichteilsarkom ohne Fernmetastasen
präoperative Meldung
S1 = Tumor ≥ 8 cm oder kompartment-über-schreitend
S2 = Rezidivtumor
2 x EIA + RHT
6. Woche Restaging nach 2 Zyklen
2 x EIA + RHT
13. Woche Restaging nach 4 Zyklen Operative/Bioptische Evaluierung
Responder CR/PR oder ≥ 75% Nekrose
Nonresponder NC/PD oder < 75% Nekrose
NED
R_1 or R_2 Resektion
4 x EI + RHT
4 x EI + RHT
HD-IFO
Radiatio
Radiatio

mid+Adriamycin). Von den 23 Patienten waren vor Aufnahme in die RHT-91 Studie 12 Patienten chirurgisch und/oder strahlentherapeutisch und 5 Patienten zusätzlich mit einer Polychemotherapie vorbehandelt. Die übrigen 6 Patienten wurden primär in das Protokoll aufgenommen. Zusätzlich zum Tumorgrading (Grad II/III bei 21 Patienten) galten ein Tumordurchmesser von ≥ 8 cm oder ein kompartmentüberschreitendes Wachstum (11 Patienten) sowie das Vorliegen eines Lokalrezidivs (12 Patienten) als Hochrisikofaktoren. Die RHT wurde mittels eines elektromagnetischen Tiefenhyperthermiesystems appliziert (BSD Medical Corporation, Salt Lake City, Utah). Als systemische Chemotherapie erhielten alle Patienten an Tag 1 und Tag 4 Etoposid/125 mg/m^2, Tag 1–4 Ifosfamid (1250 mg/m^2) sowie an Tag 1 Adriamycin (50 mg/m^2). In Verbindung mit der Ifosfamid-Applikation wurde jeweils Mesna (250 mg/m^2 × 3, Tag 1–4) als uroprotektive Maßnahme intravenös gegeben. Die RHT erfolgte simultan zur Chemotherapie an Tag 1 und Tag 4. Die EIA/RHT Zyklen wurden in dreiwöchigen Abständen durchgeführt. Die Messung der Tumortemperatur (Bereich: 40–44 Grad Celsius) erfolgte bei allen Patienten während der RHT-Behandlung mittels invasiver Thermometrie. Insgesamt wurden 220 RHT-Behandlungen durchgeführt. Bei 11 Patienten lag der Tumor im Beckenbereich, bei 12 Patienten im Bereich der Extremitäten. Das durchschnittliche Tumorvolumen betrug 848 cm^3. Stichtag für diese Analyse war der 01. März 1992. Bis zu diesem Zeitpunkt konnten 17 Patienten nach Erhalt von 2–6 EIA/RHT Zyklen (Durchschnitt 4,0) einr radikalen Resektion zugeführt werden, wobei 16 Patienten ohne verstümmelnde Maßnahmen operiert wurden. Bei 22 bisher auswertbaren Patienten (mindestens 2 EIA/RHT-Zyklen) beträgt das objektivierbare, lokale Tumoransprechen (3 CR, 4 PR, 4 FHR) zum Zeitpunkt der Operation 50 % (11 Responder). Zwei Patienten zeigten eine Progredienz (2 PD) während der präoperativen Therapiephase, bei 3 Patienten trat postoperativ ein Tumorrezidiv auf. Zum Stichtag leben 19 Patienten, 4 Patienten sind verstorben. Die mittlere Beobachtungszeit für alle Patienten beträgt 10 Monate.

Die RHT-91 Studie wird seit November 91 als multizentrische Phase-II Studie (RHT-91) für Hochrisikopatienten mit Weichteilsarkomen fortgesetzt. Ziel dieser Studie ist es, durch eine präoperative Thermochemotherapie mit anschließend konservativ-chirurgischem Vorgehen die lokale Tumorkontrolle sowie das Überleben von Hochrisiko-Patienten mit Weichteilsarkomen zu verbessern.

Danksagung. Die Autoren möchten sich bei den ärztlichen Kollegen, dem Pflegepersonal sowie dem technischen Personal für die interdisziplinäre Mitarbeit bedanken. Besonderer Dank gebührt Fr. S. Schwertler für die Erstellung des Manuskripts.

Literatur

1. Enzinger FM, Weiss SW (1988) Soft Tissue Tumors. St. Louis, Mosby, p 20
2. Suit HD, Russell WO, Martin RG (1975) Sarcoma of soft tissue: Clinical and histopathological parameters and response to treatment. Cancer 35: 1478–1483
3. Lindberg, RD, Martin RG, Romsdahl MM (1981), et al. Conservative surgery and postoperative radiotherapy in 300 adults with soft tissue sarcoma. Cancer 46: 2391–2397
4. Suit HD, Mankin HJ, Wood WC et al. (1985) Preoperative, intraoperative and postoperative radiation in the treatment of soft tissue sarcoma. Cancer 55: 2659–2667
5. Collin CF, Friedrich C, Godbold I et al. (1988) Prognostic factors for local recurrence and survival in patients with localized extremity soft-tissue sarcoma. Sem Surg Oncol 4: 30–37
6. Elias AD and Antman KH (1989): Adjuvant chemotherapy for soft tissue sarcoma: an approach in search of an effective regimen. Sem Surg Oncol 16: 305–311
7. Maree D, Hocke C, Bui NB (1985), et al. Conservative local treatment of soft tissue sarcoma in adults after induction chemotherapy. Presse Med 14: 1069–72
8. Rouesse IG, Friedman S, Sevin DM, et al. (1987) Preoperative induction chemotherapy in the treatment of locally advanced soft tissue sarcomas. Cancer 60: 296–300
9. Issels RD, Prenninger SW, Nagele A, et al. (1990) Ifosfamide plus etoposide combined with regional hyperthermia in patients with locally advanced sarcomas: a phase II study. J Clin Oncol 8: 1818–1829
10. Issels RD, Mittermüller I, Gerl A, et al. (1991) Improvement of local control by regional hyperthermia combined with systemic chemotherapy (ifosfamide plus etoposide) in advanced sarcomas: updated report on 65 patients. J Cancer Res Clin Oncol 117 (Suppl IV): 141–147
11. Sapozink MD, Gibbs FA, Egger MI, et al. (1986) Regional hyperthermia for clinically advanced deep-seated pelvic malignancy. Am I Clin Oncol 9: 162–169
12. Bowmank RR (1976): A probe for measuring temperatures in radiofrequency heated material IEEE Trans Microw Theo Tech 24: 43–45
13. Gibbs FA (1983): Thermal mapping in experimental cancer treatment with hyperthermia: description and use of a semiautomatic system. Int I Radiat Oncol Biol Phys 9: 1057–1063
14. Kinsella TJ, Sindelar WF, lack E, et al. (1988) Preliminary results of a randomized study of adjuvant radiation therapy in resectable adult retroperitoneal soft tissue sarcomas. J Clin Oncol 6: 18–25
15. Glenn I, Kinsella T, Glatstein E, et al. (1985) A randomized, prospective trial of adjuvant chemotherapy in adults with soft tissue sarcomas of the head and neck, breast and trunk. Cancer 55: 1206–1214
16. Glenn I, Sindelar WF, Kinsella T (1985): Results of multimodality therapy of resectable soft-tissue sarcomas of the retroperitoneum. Surgery 97: 316–325
17. Torosian MH, Friedrich C, Godbold I, et al. (1988) Soft tissue sarcoma: initial characteristics and prognostic factors in patients with and without metastatic disease. Sem Surg Oncol 4: 13–19
18. Huth I and Eilber FR (1989): Preoperative intra-arterial chemotherapy. In Pinedo HM, Verweij J (eds) Treatment of soft tissue sarcomas. Boston, Kluwer, pp 103–110
19. Meyer JL, Kapp DS, Fessenden P, et al. (1989) Hyperthermic oncology: current biology, physics and clinical results. Pharmac. Ther. 42: 251–288
20. Di Filippo F, Buttini GL, Calabro AM et al: (1989) Thermochemotherapy for soft tissue sarcoma. In Pinedo HM, Verweij J (eds) Treatment of soft tissue sarcomas. Boston, Kluwer, pp 111–127
21. Santoro A, Rouesse I, Steward W, et al. (1990) A randomized EORTC study in advanced soft tissue sarcomas (STS): ADM versus ADM + IFX versus CYVADIC. Proc Am Soc Clin Oncol 9: 309
22. Pfeffer MR, Herman TS, Teicher BA, et al. (1989) Preclinical studies of etoposide and CDDP in combination with radiation and hyperthermia in the FSA IIc fibrosarcoma. Int I Radiat Oncol Biol Phys 17: 180

Sachverzeichnis

Actinomycin-D 89
Adriamycin 51, 89, 90, 93, 94, 95, 98, 104, 116, 118, 123
Afterloading 17, 104
Amputation 18, 19, 23, 29, 53, 54, 55, 66, 74, 115, 123
Angiographie 3, 9, 10, 12
Angiosarkom 46
Arthrodese 25

Bestrahlung 77, 79, 81, 91
–, intraoperative 53 f, 64
–, postoperative 17, 56
–, präoperative 47, 56 ff
Bestrahlungsplanung 49
Biopsie 20, 74, 76, 80
Brachytherapie 25, 59, 61, 104
Brustwandrekonstruktion 28
Buprenorphin 119

Cancer-family-syndrome 91
Carboplatin 89
Chemoradiotherapie 64, 65, 109
Chemotherapie 17, 72, 75, 77, 79, 80, 81, 83, 84, 85, 86, 88, 89, 93, 95, 99, 108, 110, 112, 113, 115, 116, 118, 119, 122, 125
Chondrosarkom 1, 4, 33, 115, 117
Chromogranin 37, 38
Chromosomenanomalie 40 f
Cisplatin 89, 90, 104
Computertomographie 3, 6, 7, 9, 10, 11, 20, 49, 52, 66, 87, 116, 119
Cyclophosphamid 86, 89, 93, 94, 95
CYVADIC 17, 63, 94, 95

Desmin 37
Desmoidtumor 1
Differenzierungsgrad 39, 66, 93
Dignität 1, 6, 7, 10, 11
DNS-Strangbrüche 47
Down-Staging 55

DTIC 89, 93, 94, 98
Duodenopankreatektomie 28

EIA-Chemotherapie 116, 118, 119, 123
Endoprothese 25
Enolase, neuronenspezifische 37 f
Epidoxorubicin 97, 98
Epitheliales Membranantigen 37
Etoposid 88, 89, 116, 118, 123
Ewing-Sarkom 1, 35, 40, 41, 72
Exartikulation 19
Exenteratio pelvis 28
Extremitätenperfusion 64, 108

Feinnadelaspirationsbiopsie 20
Fernlappenplastik 25
Fernmetastasen 29, 55, 63, 109 f, 115
Fibrosarkom 1, 15, 33, 46, 117

Gadolinium 9
Gefäßersatz 25
Gewebsdifferenzierung 6
GM-CSF 97
Grading 21, 91, 110

Hämangioendotheliom 33
Hämangioperizytom 1, 10, 33
Hämangiosarkom 1, 84
Hemicolektomie 28
Hemipelvektomie 22, 27, 115, 123
Heterogenität 66
Histiozytom 4
–, malignes fibröses 1, 7, 15, 46, 117
Histogenese 35
Hoch-Dosis-Therapie 96, 97, 104
Hochfrequenzdiathermie 61
Hyperthermie 61, 64, 104, 109, 115, 116, 118, 123

Ifosfamid 51, 86, 89, 95 ff, 116, 118, 123, 125
Immunhistochemie 32, 36

Immuntherapie   113
Insellappen   25
Intermediärfilamente   37
Inzidenz   1, 93
^{125}Ir   59, 64

^{125}J-Seeds   17, 59, 61, 64

Kernspintomographie   8, 49
Ki 1-Antigen   37
Klarzellensarkom   35
Knochenersatz   25
Knochenmarkssuppression   121
Knochenmarkstoxizität   96
Knochenmarktransplantation   63, 89, 90
Kompartimente   16, 18, 21, 52
Kompartmentresektion   28, 53
Komplikationsrate   52

Lage, topographische   29
Lappenplastik   25
Lebensqualität   30, 72
Lebermetastasen   111, 112, 113
Leiomyosarkom   5, 25, 46, 84, 117
Li-Fraumeni-Syndrom   91
Linearbeschleuniger   49
Liposarkom   1, 4, 7, 15, 41, 46, 84, 117
Lokalrezidiv   19, 23, 28, 29, 30, 72, 80 ff,
   86, 97, 108, 115, 125
Lokalrezidivraten   18, 47, 54, 57
Lungenmetastasen   109, 110, 112, 129
Lymphangiosarkom   1
Lymphknotendissektionen   25

Magnet-Resonanz-Tomographie   3, 5, 8,
   11, 20, 52, 66, 87, 116, 119
Malignitätsgrad   15, 30, 55
Melphalan   89, 104
Mesna   118
Mesotheliom   33, 38
3D-Meßverfahren   8
Metastasenchirurgie   109, 111
Metastasierung   83, 86, 102
Midazolam   119
Mikrometastasen   17
Mitomycin C   89
Morbidität   52
Morphologie   32
MR-Spektroskopie   8 f
Muskeltransfer   25
Muskeltransplantate   25

Nachbestrahlung   55, 104
Nerveninterponat   25
Neuroektodermaler Tumor   40, 72
Neurofibrosarkom   46, 117
Neutronen   47, 49, 58 f, 64

Operabilität   8
Operationsrisiko   112
Operationsverfahren   54, 73, 79, 90
Orthesen   25
Osteosarkom   4

P-170 Glykoprotein   42
Perfusions-Chemotherapie   104
Perfusionshyperthermie   122
Photofrin-II   104
Photonen   49, 53, 58, 99
Prognose   30, 40, 57, 76, 79, 80, 93,
   108, 111
Protoonkogen   40
Pseudokapsel   18

Radikale Resektionen   19
Radiochemotherapie   62, 63
Radiotherapie   47, 72, 77, 98
Remission   62, 66, 73, 79, 94, 95, 98,
   121
Resektion   74, 76, 91
–, interthorako-skapuläre   25
–, radikale   29 ff
Resistenzentwicklung   80
Rezidivrate   30, 57, 108
Rezidivtherapie   63, 64, 103
Rhabdoidtumoren   40
Rhabdomyosarkom   1, 15, 25, 32, 33, 35,
   39, 41, 46, 72, 77 f, 80, 83, 84, 117
R$_0$-Resektion   28, 29, 109

S-100 Protein   39
Salvage resection   63
Sarkom, synoviales   4, 25, 46
Schwannom, malignes   1, 33, 39
Second-look-Operation   73
Sehnentransfer   25
skip lesion   18
Sonographie   5 ff, 11
Spätmorbidität   59, 62
Sphäroidmodell   48
Strahlenresistenz   66
Strahlensensitivität   48
Strahlentherapie   17, 30, 46, 52, 53, 83,
   87, 99
–, intraoperative   52, 59, 104, 122
Supportive Maßnahmen   119
Synovialom   1
Synovialsarkom   15, 35, 40, 41, 72, 84
Szintigraphie   3, 11, 20

Technetium-99m,-Biphosphonat   11
Teletherapie   61
Therapie, chirurgische   17, 29
–, operative   18, 102

Thermochemotherapie   119, 125
Thermometrie   119
Thermoradiotherapie   62, 64
Thorakotomie   29
Tiefenhyperthermie   62
TNM-Klassifikation   15, 87
Topographische Einteilung   2
Toxizität   94, 95, 122
Transkatheterembolisation   10
Triton-Tumore   33
Tumorbiopsie   42
Tumorgrad   29
Tumorhistologie   110
Tumorhypoxie   47, 48
Tumorlokalisation   108
Tumorprogression   79
Tumorresektion   47, 53, 64, 66, 81
Tumorrezidiv   102, 111
Tumortherapie, photodynamische   104
Tumortyp   112
Tumorvaskularisation   10
Tumorverdoppelungszeit   111
Tumorzellsubpopulationen   39

Überleben   75, 76
Überlebenskurve   84
Überlebensrate   47, 54, 86, 87, 110

Überlebenswahrscheinlichkeit   87
Überlebenszeit   29, 63, 93, 109
Übersichtsaufnahmen   4
Ultraschall   3
Untersuchungen, zytogenetische   41

VAC   89, 90
VACA   87, 88
VAIA   87
Verteilung, topographische   15
Vimentin   37
Vincristin   89, 93
VP-16   88, 89, 90

Wachstumsgeschwindigkeit   91
Weichteilsarkomtypen   46
WHO-Definition   46
WHO-Klassifikation   36
WHO-Kriterien   96

Xenotransplantatmodell   48 f
Xeroradiographie   3

Zytogenetik   42
Zytokeratin   37, 40
Zytostatika   62, 104